당뇨야 잘가라

혈당을 쑥 내려주는 비법 91

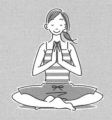

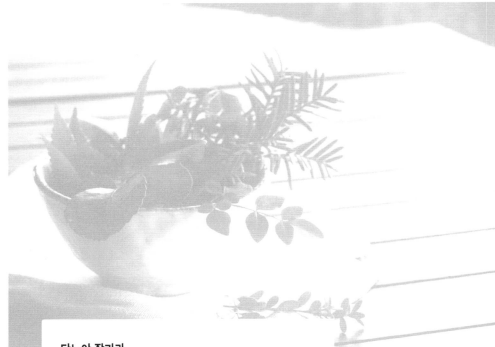

당뇨야 잘가라
혈당을 쑥 내려주는 비법91

초판 1쇄 인쇄 – 2024년 5월 13일
편 저 – 동의보감 약초사랑
편집 제작 – 행복을만드는세상
발행처 – **꿈이있는집플러스**
발행인 – 이영달
출판등록 – 제2018-14호
서울시 도봉구 해등로 12길 44 (205-1214)
마켓팅부 – 경기도 파주시 탄현면 금산리 345-10(고려물류)
전화 – 02) 902-2073
Fax – 02) 902-2074

ISBN 979-11-93706-02-2 (03510)

당뇨야 잘가라

혈당을 쑥 내려주는 비법 91

운동이 약이다

꿈이있는 집플러스

프롤로그

  질병관리청에 따르면 전국적으로 30세 이상 당뇨 환자는 약 600만 명에 달한다. 보건의료빅데이터개방시스템 자료에 의하면 2022년 기준 국내 당뇨병 환자 수는 연평균 5%씩 환자수가 증가하고 있는 추세이다. 국내 당뇨병 유병자 또는 예비군(당뇨병이 강하게 의심되는 자)의 비율은 남성 19.7%, 여성 10.8%이며, 남녀 합하여 약 1,900만명에 이를 것으로 추산된다. 현재 과다한 식사섭취, 운동부족, 스트레스 등의 생활습관을 주된 원인으로 하여 급증하고 있는 당뇨병은 제2형 당뇨병으로 전체 당뇨병 환자의 약 90%를 차지하고 있다.

  당뇨병의 치료에는 운동요법, 식사요법, 약물요법의 3대 요법이 있다. 운동요법은 운동에 의해 사용된 근이 당이나 유리지방산의 이용을 촉진시키기 때문에 혈당조절의 개선, 인슐린 감수성의 증가, 지질대사의 개선, 혈압 저하, 심폐기능의 개선을 얻을 수 있고 당뇨병을 개선하다. 더욱이 유산소 운동에 의해 내장의 지방세포가 작아짐으로써 비만을 개선하고, 지방조직에서 생성되는 아디포사이토카인 등 인슐린의 기능을 방해하는 물질의 분비가 적어진다. 이 때문에 근육이나 간의 당 처리 능력이 개선되고 혈당이 안정된다. 또한 레지스탕스 운동은 근량의 증가가 당의 처리 능력을 개선시키기 때문에 혈당 조절에 효과적이다.

운동요법에 의해 혈당 컨트롤, 인슐린 저항성, 지질 대사의 개선을 얻을 수 있고 당뇨병을 개선한다. 운동요법의 목표로서 운동의 빈도는 일주일에 150분 또는 그 이상, 일주일에 3회 이상, 운동 강도는 중등도(약간 힘듦)의 전신을 사용한 유산소 운동, 운동 지속 시간은 20분 이상 실시하는 것이 일반적으로 권장되고 있다. 또한 연속되지 않는 일정으로 일주일에 2~3회의 레지스탕스(근력)운동을 모두 하는 것이 권장되고 있다.

Chapter 01

당뇨병에 대해 당신은 얼마나 알고 있나요?

Chapter **03**

당뇨병 운동 안 하면 어떻게 될까?

Chapter **04**

혈당이 쑥 내려가는 당뇨병에 꼭 해야 할 운동은 무엇이 있을까?

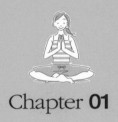

Chapter 01

당뇨병에 대해
당신은 얼마나 알고 있나요?

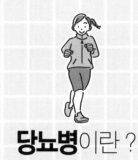

당뇨병이란?

당뇨병이란 혈액 속 포도당의 양(혈당치)이 정상보다 많아지는 상태가 지속
되는 질병이다. 목이 마르고, 수분을 많이 마시거나, 소변이 많이 나
오고, 체중이 줄어드는 등의 증상이 나타나기도 하지만 초기에는
증상이 나타나지 않는 경우가 대부분이다. 당뇨병으로 무서운 것
은 합병증이다

　당뇨병은 췌장에서 분비되는 인슐린이 부족하여 혈액 속에 있는
당이 세포 속으로 들어가지 못하면서 세포는 에너지 빈공 상태인
데 혈당치는 높고, 소변으로 당이 나오는 대표적인 대사성 질환이다.

　정상인의 혈당치는 공복에서 80~120mg/dl이고 식후 2시간 이후에는
140mg/dl이하 정도이다. 만약 공복시 혈당이 140mg/dl 이상이거나 식후 혈
당치가 200mg/dl 이상일 경우는 당뇨병으로 진단받게 된다.

　그 원인으로는 유전적인 성향도 크다. 부모 모두가 당뇨인 경우
자식이 당뇨병에 걸릴 확률이 57.6%, 부모 중 한사람만 당뇨인 경
우 27.3%, 모두 정상일 때는 0.87%이다. 그러나 어떤 유전인자 때

문이라기보다는 가족 간에는 비슷한 식습관과 생활 습관을 갖는 경향이 있기 때문이다.

특히 평소에 비만한 사람, 배고플 새도 없이 늘 과식하는 사람은 당뇨에 걸릴 확률이 높으므로 미리 미리 주의를 기울여야 한다. 또한 여성들의 경우는 임신 중에 당뇨병이 나타나면 그 중에 반 정도는 다시 재발되므로 조심해야 한다.

당뇨병의 특징은

- 갈증이 전보다 심하다,
- 늘 배고픔을 느낀다.
- 단 것을 필요 이상으로 좋아한다.
- 두 발이 저리고 붓는다.
- 소변을 자주 보며 많이 보게 된다.
- 소변에 거품이 턱없이 많이 생긴다.

이런 증상이 있으면 일단 당뇨가 의심되므로 진단을 받아 보는 것이 좋다. 그러나 별 다른 증세 없이 당뇨병이 진행되는 경우가 많고, 자각 증상을 느낄 때는 이미 상당히 진행된 상태일 가능성이 높다. 조기에 발견하려면 건강한 사람도 1년에 한번 이상 정기적인 당뇨검사를 받아 볼 필요가 있다. 아침식사 2시간 후에 소변검사를 하거나, 보다 정확히 하려면 혈당검사를 하면 된다.

당뇨병이 무서운 것은 혈당이 올라가 소변에 당이 나오는데 그치지 않고 여러 가지 만성 합병증을 일으킨다.

당뇨로 인해 **동맥경화가 빨리 와서 높아지고 급기야 중풍이 오는 수도 있고, 심장에 혈액 공급이 안되거나 다리 등에 말초혈관이 막히는 등으로 인해 여러 가지 무서운 합병증**을 얻을 수 있다. 또 발 궤양으로 최악의 경우는 썩어 들어가는 다리를 잘라야 한다. 연골과 관절에 이상이 오는 수도 있고, 신장기능이 악화되거나 시력을 잃기도 한다. 당뇨병을 예방하기 위해서는 비만 해소와 식생활개선, 운동부족 및 스트레스를 제거하려는 노력이 필요하다.

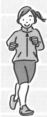

당뇨병은 왜 무서운 것일까?

당뇨병이란 전혀 증상이 없어도 높은 혈당 수치가 계속되면 합병증이 진행되어 버린다. 당뇨병의 합병증에는 크게 나누어 보면 가는 혈관의 당뇨병 합병증과 굵은 혈관의 당뇨병 합병증(동맥경화)이 있다.

가는 혈관 합병증

　가는 혈관 합병증은 당뇨병에 특유의 합병증이다. **당뇨병성 망막증, 당뇨병성 신증, 당뇨병 신경 장애와 3가지 합병증**이 있기 때문에 3대 합병증이라고 불린다.

당뇨병성 망막병증이란

눈 안쪽 망막의 장애이다. 매년 약 몇 천명의 사람들이 당뇨병성 망막병증으로 실명을 하고 있다. 높은 혈당 수치가 계속되면 망막의 가는 혈관이 손상을 입게 되고 손상을 입은 혈관이 막히기도 하고, 혈관에서 출혈이 일어나기도 한다.

당뇨병성 망막증도 초기에는 전혀 증상이 없는 것 같지만 **증상이 나타났을 때에는 당뇨병 망막 병증이 상당히 진행**이 되고 있기도 하다. 증상이 나타나기 전에 정기적으로 안과 진료를 받고 안저 검사를 받는 것이 중요하다. 당뇨병성 망막병증을 빨리 찾아 적절한 치료를 받으면 당뇨병성 망막병증의 진행을 억제할 수 있다.

당뇨병성 신증이란

소변을 만들고 있는 신장의 장애이다.

당뇨병성 신증 때문에 매년 약 몇 천명의 사람들이 새롭게 인공투석을 시작하고 있다. 당뇨병성 신증도 초기에는 전혀 증상이 없는 것 같다가 **증상이 나타날 때에는 당뇨병성 신증이 상당히 진행**이 되어 있다.

당뇨병성 신증을 조기에 발견하기 위해서는 혈액 검사뿐만 아니라 소변 검사가 중요하다. 당뇨병성 신증이 일어나면 소변에 단백이 나온다. 소변 알부민이라고 불리는 소변 검사를 실시하면 초기 당뇨병성 신증을 발견할 수 있다. 미량 알부민 소변이 나와 있는 상태가 초기 당뇨병성 신증이다. 일반 소변 검사로는 알 수 없는 경우가 많다.

당뇨병성 신경병증이란

높은 혈당 수치가 지속되면 전신의 다양한 신경이 손상을 입게 된다. 특히 양발의 신경이 손상되기 쉽고, **양발이 저리고, 양발이 아파지고, 양발의 감각이 저하**되고, 자갈길 위를 걷는 느낌이 들고, 양발에 종이가 붙어있는 느낌이 드는 등의 증상이 나타난다.

자율신경이 손상되면 변비 설사 발기장애 등 다양한 증상이 나타나기도 한다. 당뇨병성 신경장애를 예방하고 진행하지 않도록 하기 위해서는 좋은 혈당을 유지하는 것이 중요하다.

굵은 혈관의 합병증(동맥경화)

당뇨병에 걸리면 가는 혈관뿐만 아니라 굵은 혈관에도 합병증이 발생할 수 있다. 굵은 혈관은 구체적으로 심장에 혈액을 보내고 있는 혈관, 뇌에 혈액을 보내고 있는 혈관, 다리에 혈액을 보내고 있는 혈관이다.

굵은 혈관의 합병증(동맥경화)에 의해 아래와 같은 합병증이 발생한다.

- **심근경색**(심장혈관이 막힌다)
- **협심증**(심장 혈관이 가늘어진다)
- **뇌경색**(머리혈관이 막힌다)
- **폐색성 동맥경화증**(다리의 혈관이 가늘어지거나 막히는 것. 발 시림, 걸을 때 다리 통증 등이 생긴다)

굵은 혈관 합병증(동맥경화)은 당뇨병에 특유의 합병증은 아니지만 당뇨병인 사람들은 당뇨병이 아닌 분들과 비교해 2~4배, 일어나기 쉽다.

굵은 혈관의 합병증(동맥경화)을 막기 위해서는 당뇨병 치료뿐만아니라 고혈압, 고지혈증(콜레스테롤이 높음, 중성지방이 높음)도 함께치료하고 흡연하시는 사람은 금연하는 것이 중요하다.

당뇨병 치료의 목적은 합병증을 막는 것이다. 당뇨병 치료의 목적은 이러한 합병증을 막고 당뇨병이 없는 사람과 마찬가지로 건강을 유지하는 것이다. 이미 합병증이 나와 있어도 그 이상 진행되지 않도록하는 것이 중요하다.

당뇨병 합병증 막으려면?

혈당을 잘 조절함으로써 이러한 합병증을 예방하거나 합병증이 진행되는 것을 막을 수 있다. 헤모글로빈 A1c(1~2개월 전부터 현재까지의 혈당 조절의 좋고 나쁨을 알 수 있는 검사)를 7.0% 미만으로 유지해 두면 당뇨병성 망막증, 당뇨병성 신증, 당뇨병성 신경장애를 예방하고 진행을 억제할 수 있다. 또 고혈압, 고지혈증(콜레스테롤이 높음, 중성지방이 높음)이 있는 경우에는 고혈압, 고지혈증의 치료도 중요하다.

혈당측정 시 마다 수치가 계속 바뀌는자가 혈당측정기를 믿을 수 있을까요?

혈당을 잴 때 같은 시간에 같은 손가락으로 혈액을 채취하여도 조금씩 측정치의 차이가 생길 수 있다. 왜냐하면 혈액의 공기중의 노출 정도, 손끝을 누르면서 가한 압력의 정도, 채혈 전 기분 등에 따라 혈당이 다르게 나올 수 있기 때문이다. 그러므로 혈당관리 시에는 전반적인 혈당의 평균과 패턴을 확인하는 것이 중요하다. 항상 혈당이 목표치 내에 잘 있었는데 한두 번 정도 목표치를 넘어 높게 나왔다 하더라도 나의 식사나 활동에 전과 비교하여 잘못된 점이 없다면 혈당측정 시 발생한 어쩔 수 없는 오차로 간주하고 다음 번 혈당을 지켜보는 것이 좋다. 혈당수치의 작은 변화에 예민해지면 혈당관리 자체를 스트레스로 받아들여 오히려 혈당관리를 어렵게 할 수 있다.

Q & A
당뇨병에 대한 당신의 궁금증은 무엇입니까?

혈당조절 목표에 도달한 환자는 30% 정도에 불과하다.

당뇨병 환자의 대부분(89%)은 당뇨병 치료를 하고 있으며, 이들 중 대부분은 경구용 혈당강하제로 치료 중(77%)이며, 11%는 인슐린 치료를 받고 있다. 그러나 11%의 환자들은 당뇨병 치료를 전혀 하고 있지 않은 것으로 드러나 우려를 낳고 있다.

우리나라 당뇨병 환자 중 혈당조절 목표(당화혈색소 6.5%미만)에 도달한 환자는 27.9%로 집계됐다. 당화혈색소 기준을 우리나라보다 좀 더 느슨한 미국당뇨병학회의 기준(당화혈색소 7%미만)으로 했을 땐 약 절반(43.4%)만이 혈당 조절이 양호한 상태인 것으로 분석된다.

Q & A
당뇨병에 대한 당신의 궁금증은 무엇입니까?

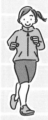

당뇨병의 원인은 무엇일까?

당뇨병의 원인은 매우 다양하고 복합적이다. 어떤 한 가지 이유라 기보다는 여러 가지 요인이 함께 상호 작용해 일어나는 경우가 많다는 뜻이다. 당뇨병의 대표적인 원인으로 밝혀진 유전적, 환경적 요인과 일부 기타 요인들을 알아보자.

유전적 요인으로 생기는 당뇨병

　통상적으로 **당뇨병 발생의 30~70% 정도는 유전적 영향에 의해서 결정**된다고 알려져 있다. 가족 중에 당뇨병 환자가 있는 경우, 직계 가족이 제2형 당뇨병을 진단받게 될 확률은 3.5배 더 높다. 일란성 쌍둥이처럼 유전자가 일치할 경우에는 그 확률이 10배에 가깝게 증가한다. 최근 연구에 의하면 제1형 당뇨병 환자의 25%는 형제가 함께 제1형 당뇨병을 가지고 있었으며, 형제 중 한 사람에게서 제1형 당뇨병이 발생했을 경우, 10년 이내에 다른 형제가 당뇨병이 생길 확률이 50%로 조사됐다.

제1형 당뇨병과 달리 제2형 당뇨병은 유전적인 원인뿐만 아니라 여러 환경적인 원인이 복합적으로 작용한다고 알려져 있지만, 가족력은 제1형 당뇨병보다 더 흔한 양상을 보인다. 부모 모두 제2형 당뇨병인 경우 자식이 제2형 당뇨병에 걸릴 확률은 30%이며, 부모 중 1명이 당뇨병인 경우에 자녀도 당뇨병에 걸릴 확률은 15%다. 따라서 가족 중 당뇨병 환자가 있는 경우, 즉 당뇨병 가족력이 있는 경우에는 정기적인 혈당 검사를 통해 당뇨병을 조기에 발견하고 관리할 수 있도록 해야 한다.

환경적인 요인으로 생기는 당뇨병

우리나라에서 최근 급격하게 증가하는 것은 제2형 당뇨병이다. 이러한 변화는 특히 **생활방식의 서구화 및 비만환자의 증가와 밀접한 관련**이 있다는 뜻이다. 다시 말해 당뇨병 발생에 있어 유전적 요인뿐 아니라 환경적 인자도 크게 영향을 끼치게 된다는 것을 알 수 있다.

당뇨병 발생의 중요한 환경적인 요인으로 모성인자, 바이러스 감염, 과도한 영양 섭취(비만), 출생 시 과체중, 정신적 스트레스, 독

혈당을 쏙 내려주는
당뇨병에 좋은 근력을 키워주는 스트레칭

팔 다리 스트레칭

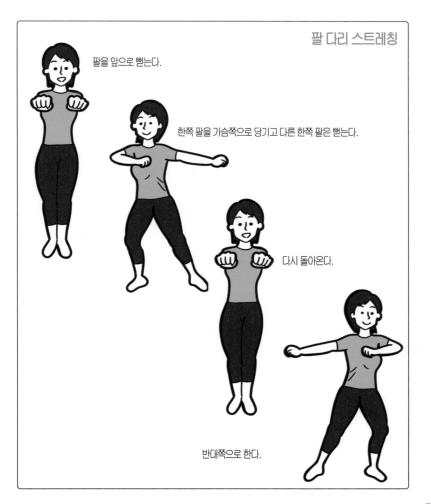

팔을 앞으로 뻗는다.

한쪽 팔을 가슴쪽으로 당기고 다른 한쪽 팔은 뻗는다.

다시 돌아온다.

반대쪽으로 한다.

혈당을 쏙 내려주는
당뇨병에 좋은 근력을 키워주는 스트레칭

복부 스트레칭

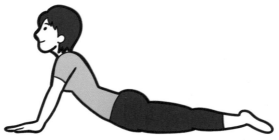

바닥에 엎드려서 팔을 구부린 체 있다가 곧게 뻗으면서 상체를 들어서
20초 정도 있는다.

팔을 머리위로 올려서 깍지
를 끼고 골반이 움직이지
않도록 옆으로 기울인다.

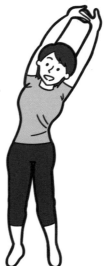

옆구리 스트레칭

혈당을 쏙 내려주는
당뇨병에 좋은 근력을 키워주는 스트레칭

등 스트레칭

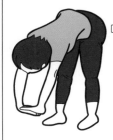

다리를 어깨 넓이로 벌리고 양손을 깍지를 끼고 상체를 앞으로 기울인다.

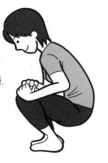

넓적다리 스트레칭

손을 무릎에 대고 가볍게 주저앉는다.

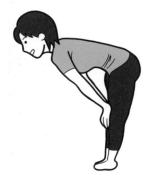

종아리 스트레칭

다리를 편 체 손으로 무릎을 누르면서 곧게 일어선다.

당뇨병에 좋은 근력을 키워주는 스트레칭

온몸 스트레칭

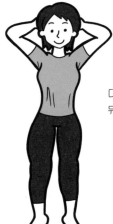

다리를 어깨 넓이로 벌리고 양손을 머리
뒤로 깍지를 낀다.

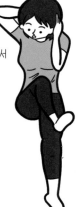

오른쪽 무릎을 올리고 상체는 왼쪽으로 틀면서
왼쪽 팔꿈치를 오른쪽 무릎 가까이에 댄다.

혈당을 쑥 내려주는
당뇨병에 좋은 근력을 키워주는 스트레칭

상체 스트레칭

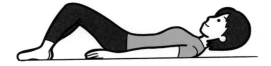

바닥에 누워서 무릎을 굽히고 머리를 바닥에 대지 않는다.

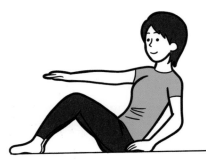

오른손을 앞으로 뻗으면서 상체를 일으킨다.
다시 원래 상태로 돌아와 반대쪽 팔을 한다.

혈당을 쑥 내려주는
당뇨병에 좋은 근력을 키워주는 스트레칭

팔, 등, 다리 스트레칭

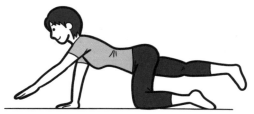

양팔과 무릎을 바닥에 대고 한쪽 손을 앞으로 뻗으면서
반대쪽 다리를 들어 뻗는다.

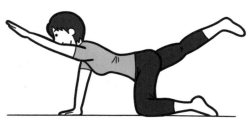

팔이 귀부분에 닿을 정도로 올리고 다리는 최대한 올릴
수 있는 만큼 올린다.

비만인 사람은 당뇨병이 왜 생기나요?

비만한 당뇨병 환자가 체중을 줄이면 혈당이 정상화되는 것을 흔히 볼 수 있다. 체지방이 늘어나게 되면 근육이나 간에서 포도당 이용률이 감소하고, 인슐린이 조직에서 제대로 작용을 하지 못하는 인슐린 저항성이라는 현상이 생기게 된다. 비만한 사람에서는 인슐린이 조직에서 제대로 작용을 하지 못하는 인슐린 저항성이라는 현상이 생기게 된다. 뚱뚱한 사람이 정상 혈당을 유지하기 위해서는 췌장에서 더 많은 인슐린을 분비해야 하는데 이때 췌장의 인슐린 분비 능력에 한계가 있거나 결함이 있을 경우 혈당이 높아질 수밖에 없는 것이다. 또한 비만해지면 근육이나 간에서 포도당 이용률이 감소함에 따라 당뇨병이 생기게 된다. 뚱뚱한 사람이 정상 혈당을 유지하기 위해서는 췌장에서 더 많은 인슐린을 분비해야 하는데 이 때 췌장의 인슐린 분비 능력에 한계가 있거나 결함이 있을 경우 혈당이 높아지는 당뇨병이 생길 수밖에 없다. 이러한 상황은 체중을 줄이면 혈당이 정상화 될 수 있으나 다시 체중이 늘어나면 혈당이 올라가게 된다.

Q&A
당뇨병에 대한 당신의 궁금증은 무엇입니까?

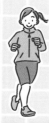

당뇨병 관리는
어떻게 해야 할까?

당뇨병 관리의 가장 큰 목적은 당뇨병성 합병증을 예방하는 것이다. **당뇨병성 합병증을 예방하기 위해서는 무엇보다도 혈당을 정상화 시키는 것이 중요**하지만, 혈압과 콜레스테롤이 높다면 합병증은 더욱 가속화 될 수 있다. 또한 체중이 증가하면 인슐린이 더욱 일을 못하게 되어 당뇨병은 점점 악화 될 것이다. 그러므로 당뇨병관리는 혈당 뿐 아니라 혈압, 체중, 콜레스테롤 까지 동시에 관리하는 것이다.

혈당조절의 목표를 정해 놓고 관리해야 한다.

　혈당조절의 목표는 나이, 당뇨병의 종류, 당뇨병 유병기간, 생활습관, 건강상태, 혈당조절에 대한 자신의 목표에 따라 다를 수 있다. 다음은 혈당조절의 일반적인 목표 수치이다.

항목	정상수치	조절 목표
공복혈당	70~99mg/dl	80~120mg/dl
식후 2시간 후 혈당	90~139mg/dl	90~180mg/dl
취침 전 혈당	120mg/dl	100~140mg/dl
당화혈색소	5.7%미만	6.5%미만

 혈압을 조절를 해야 한다.

당뇨인의 혈압조절 목표는 140/80mmHg 미만이다. 그러나 나이가 젊고 신장 합병증이 동반된 경우에는 수축기 혈압을 130mmHg 미만으로 조절 하는 것이 바람직하다. 콜레스테롤(지질) 조절해야 한다.

지질에는 혈액 내 콜레스테롤을 제거하여 심혈관계 질환예방에 도움을 주는 좋은(HDL)콜레스테롤과, 심혈관 질환의 위험을 증가시키는 나쁜(LDL)콜레스테롤, 그리고 중성지방이 있다. 당뇨인은 좋은 콜레스테롤이 저하되며, 중성지방과 나쁜 콜레스테롤이 상승하는 경향이 있다. 당뇨인은 적어도 **일 년에 한번 이상 콜레스테롤 검사를 받고, 목표범위에 도달할 수 있도록 관리**하는 것이 필요하다.

항목	조절 목표
총 콜레스테롤	180mg/dl 미만
중성지망	150mg/dl 미만
좋은 콜레스테롤	남자 40mg/dl 이상
	여자 50mg/dl 이상
나쁜 콜레스테롤	100mg/dl 미만

 ## 콜레스테롤(지질) 조절해야 한다.

지질에는 혈액 내 콜레스테롤을 제거하여 심혈관계 질환 예방에 도움을 주는 좋은콜레스테롤(HDL)과, 심혈관 질환의 위험을 증가시키는 나쁜콜레스테롤(LDL), 그리고 중성지방이있다. 당뇨인은 좋은 콜레스테롤이 저하되며, 중성지방과 나쁜 콜레스테롤이 상승하는 경향이 있다. 당뇨인은 적어도 일 년에 한번 이상 콜레스테롤 검사를 받고, 목표범위에 도달할 수 있도록 관리하는 것이 필요하다.

표준체중 유지해야 한다.

 비만한 당뇨인이 체중감량을 통해 표준체중을 유지하면 혈당 뿐 아니라 혈압과 콜레스테롤도 함께 낮아질 수 있다. 표준 체중을 유지하는 것이 좋다.

 당뇨병에 걸렸을 때 왜 운동을 해야 하나요?

 당뇨에 걸리면 꼭 해야 하는 세 가지가 있다. **약물요법과 식이요법, 운동요법**이다. 운동은 콜레스테롤을 낮추어 주고, 혈압을 개선시켜주며, 스트레스를 해소해 준다. 당뇨인의 경우 혈당관리에 도움을 준다. 당뇨교육자와 운동처방사의 상담을 통해 나에게 알맞은 운동 계획을 세워본다. 내가 즐길 수 있는 운동을 선택하고 실현 가능한 목표를 세워 실천해본다.
 만약 별도의 운동시간을 가질 수 없다면, 업무 중에 최대한 많이 움직이거나 의자에 앉아서 운동을 하는 등 일상생활 중에 활동량을 늘릴 수 있는 최상의 방법을 생각해 본다.

세 가지 운동은 필수로 꼭 해야 한다.

유산소 운동은 신체의 산소 소비량을 증가시키는 운동으로 속보, 수영, 자전거타기 등과 같이 전신을 움직이는 운동을 말한다. 하루에 30분 이상, 주 5회 한다.

근력운동은 근력과 근지구력은 무리함과 피곤함 없이 밀고, 당기고, 들고, 옮기는 등 일상생활에 필요한 풍요한 체력요소이다. 근력운동은 나이가 들어감에 따라 점차 약해지는 근력을 유지시켜 주는 역할을 한다. 또한 근력이 향상되면 인슐린 감수성이 증진되어 혈당조절에도 효과적으로 작용한다. 근육의 양과 힘을 키워주어 혈당이 근육에서 에너지로 소비가 잘될 수 있도록 도와준다. 아령(0.5~3㎏) 또는 밴드 운동을 주 3회 한다.

스트레칭은 근육을 늘림으로 해서 근육의 긴장을 완화시키고 동작의 범위를 넓혀주는 것이다. 운동전에 실시하는 스트레칭은 운동시 상해를 예방해주고 운동후의 스트레칭은 피로회복에 도움을 준다. 스트레칭은 안정되게 천천히 이루어져야 한다. 스트레칭은 통증을 느끼지 않는 범위에서 실시한다. 알맞게 스트레칭된 자세로 10~15초간 머물러야 한다. 동작은 균형을 이루도록 좌, 우 그리고 상, 하 고르게 해주어야 한다.

혈당과 뱃살을 동시에 잡는 운동

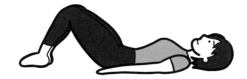

바닥에 누워서 무릎을 구부려 90도 각도로 만든다.

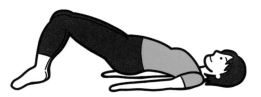

배를 들어 올려서 상반신과 엉덩이를 일직선으로 한다.
10회 정도 실시한다.

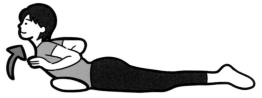

쿠션을 배에 대고 엎드려서 양손을 몸에 붙인 체 손을 떼고 상체를 들어 올린다.
10회 정도 실시한다.

혈당과 뱃살을 동시에 잡는 운동

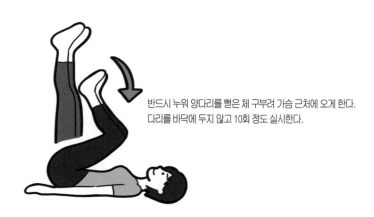

반드시 누워 양다리를 뻗은 체 구부려 가슴 근처에 오게 한다.
다리를 바닥에 두지 않고 10회 정도 실시한다.

반드시 누워서 다리를 올리고 자전거 페달 밟 듯이 양 발을 돌린다.
20회 정도 실시한다.

혈당과 뱃살을 동시에 잡는 운동

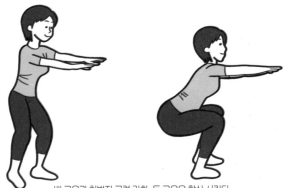

배 근육과 허벅지 근력 강화, 등 근육을 향상 시킨다.
스쿼트 자세를 하듯 무릎을 구부리고 가슴에 양손을 올려놓는다.
상체를 30도 정도 기울인 상태에서 10초 정도 정지했다가 원 상태로 돌아온다.
10회 3세트 정도 해준다.

무릎대고 팔굽혀 펴기

바닥에 손과 무릎을 대고 엎드린다.
팔굽혀펴기 동작처럼 팔을 굽혀 상체를 내린다.
10~20회 반복한다.

Point
엉덩이 근육을 빼주는 운동으로 3초간 발을 뒤로
올리고 1초간 멈춘 자세를 유지 한다. 발을 바꿔
서 한다.

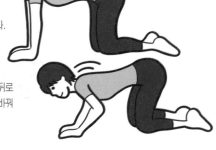

혈당과 뱃살을 동시에 잡는 운동

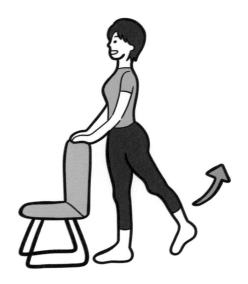

엉덩이 근육을 빼주는 운동으로 3초간 발을 뒤로 올리고
1초간 멈춘 자세를 유지 한다. 발을 바꿔서 한다.

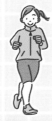

당뇨병의 식이요법 요령은?

기본적으로 배부르게 먹지 말고 시장기가 가실 정도로 먹는 것이 좋다. 좀 더 구체적으로 설명하면 다음과 같다.

첫째, 총 칼로리 및 당질을 제한한다.

환자의 키, 체중, 직업, 성별, 건강상태, 활동량을 고려해 하루 칼로리 섭취량을 정하고 그에 맞는 식단을 작성한다. 사람마다 차이는 있지만 보통 **하루 1,500~1,800cal를 권장**하고 있으며, 비만인 경우는 더 제한된다. 비만인 환자는 체중을 1개월에 1kg 정도 줄여야 한다.

둘째, 영양소가 균형잡힌 식습관을 유지한다.

대한당뇨병학회는 당뇨병 예방을 위해 우리나라 식단에서 75%까지 차지하고 있는 **탄수화물 비중을 55~60%로 제한하고, 지방질은 20~25%, 단백질은 15~20%로 맞춰 먹을 것을 권**하고 있다. 특히 지방의 양을 지키는 것이 중요하다. 지방을 많이 섭취하면 심혈관계 합병증이 생기기 쉽고, 너무 적게 먹으면 탄수화물과 단백질의 섭취가 많아져서 지질대사에 이상이 생기기 때문이다.

셋째, 식사와 간식은 규칙적으로 고르게 먹는다.

하루 네 끼로 나눠 먹되 어느 한 끼에 많은 열량이 편중되지 않도록 골고루 배분해야 한다. **아침 20%, 점심 35%, 저녁 30%, 늦은 저녁 15% 정도의 비율로 식사량**을 잡는 것이 좋고, 경우에 따라 아침 후 간식, 점심 후 간식이 필요하며, 간식 시간도 일정해야 한다.

넷째, 혈당 조절에 해로운 음식은 피한다.

치료는 물론 예방을 위해서도 기름이나 설탕이 많은 음식, 술이나 음료, 단 후식은 제한해야 한다. **섬유소가 포함된 야채류, 잡곡류, 해조류 등은 혈당 조절에 효과적**이다. 저염식과 금주는 필수이며, 비타민, 무기질의 충분한 섭취에 신경을 써야 한다. 당뇨병은 영양과잉과 신체 활동이 극히 줄어든 편리한 생활이 가장 큰 원인이므로 생활 개선과 더불어 운동이 필수적이다.

당뇨병 환자가 운동을 할 경우 말초조직의 혈류량이 증가되고, 핏속의 당 처리속도가 빨라져 산소 공급량이 늘어나면서 혈당이 내려가게 된다. 인슐린이 양적으로 많아지는 것은 아니지만, 인슐린 감수성이 높아져 체내에 있는 소량의 인슐린으로도 그 기능이 크게 증가하게 된다. 또한 지질 대사 장애를 감소하고, 혈전 형성을 예방하며, 조기 동맥경화증을 억제하여 혈압의 증가를 방지하는 등 여러 가지 이점이 있다.

운동을 시작한 초기에는 약간의 혈당 상승이 일어나기도 하지만 계속하면 혈당 강하 효과가 뚜렷하게 나타난다. 특히 비만으로 생긴 당뇨는 운동으로 혈당치를 개선하는 것이 가장 바람직한 방법이다. 무엇보다도 운동 요법은 환자에게 자신감을 심어 준다. 식사요법이나 운동 요법 이외에도 혈당 조절을 어렵게 만드는 스트레스에 대한 대책을 세우고, 순환 장애의 원인이 되는 흡연을 금지해야 한다.

당화혈색소는 어떤 작용을 할까요?

당뇨인의 췌장은 연간 17%씩 췌장의 기능을 상실한다. 이것을 막기 위해서 약과 식이 운동을 하는 것이기도 하고 막아도 10%미만으로 줄이는 건 대단한 노력이 필요하다. 췌장의 기능이 이제 얼마 안 남았다면 그리고 회복된다면 어떻게 해야 할까?

적혈구내에는 혈색소(헤모글로빈)라고 하는 산소운반에 중요한 단백질이 들어있는데 혈당이 높아지면 포도당의 일부가 혈색소에 결합하게 되고 이것을 당화혈색소라고 한다. 따라서 혈당이 높을수록 당화혈색소는 점점 높아진다. 혈당검사가 매일의 혈당상태를 알 수 있는 반면에 당화혈색소는 적혈구가 포도당에 노출된 기간과 혈중 포도당 농도에 의해 결정되기 때문에 측정한 시간보다 과거 6주~10주 동안의 평균혈당 조절상태를 반영한다. 당화혈색소 1%를 낮추면 당뇨합병증 37% 발생확률이 낮아진다. 40대 기준이면 약을 먹고 있는 경우 5점대로 유지하는 것이 좋다. 당화혈색소를 낮추는 것은 그만큼 당뇨합병증 위험도도 낮추는 것이고 그만큼 췌장을 아꼈다는 말이기도 하다.

Q&A
당뇨병에 대한 당신의 궁금증은 무엇입니까?

비만형 당뇨병이 증가하는 이유는?

과거엔 우리나라에 당뇨병은 정상체중이거나 오히려 마른 상태인데도 당뇨병에 걸리는 사람이 많았다. 하지만 시대가 지날수록 서양과 비슷하게 비만형 당뇨병이 증가하는 실정이다. 체질량지수(body mass index, BMI)를 기준으로 비만 여부를 분석했을 때, 당뇨병 환자의 절반 정도(44.4%)가 체질량지수(BMI) 25kg/m2 이상인 비만인 상태다. 특히 우리나라 사람들은 비슷한 체중의 서양인에 비해 복부비만이 심한 것으로 알려져 있는데, 복부비만은 인슐린 저항성과 밀접한 관련성을 지니고 있다. 한국인은 선천적으로 비교적 적은 인슐린 분비능을 가지고 있어서 유전적 혹은 환경적 요인에 의하여 인슐린 저항성이 유발되면 쉽게 당뇨병에 걸릴 수 있다. 최근 우리나라에서 당뇨병 유병률이 급격히 증가하는 것도 이와 같은 이유가 크다고 할 수 있다.

당뇨병에서 비만 정도 체질량지수≥25, 허리둘레〉90cm(남자), 85cm(여자)를 비만의 기준으로 했을 때, 당뇨병 환자의 경우 체질량지수 기준으로는 44.4%, 허리둘레 기준으로는 50.4%에서 비만

Q&A
당뇨병에 대한 당신의 궁금증은 무엇입니까?

100칼로리를 쏙 빼주는 당뇨병 운동

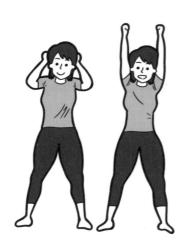

점핑잭

점핑잭은 대표적인 뱃살을 빼주는 복근운동으로 혈당을 내리는 운동으로도 좋다.

차렷 자세에서 점프하며 팔을 벌리고 다시 차렷 자세로 돌아온 뒤
다시 점프하여 다리를 벌리며 두 손을 머리 위로 올려 박수를 치는 동작이다.
10분 운동에 100kcal 정도 소모가 되며 근력강화, 체지방 연소에 탁월하다.

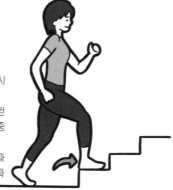

계단 오르기

10분동안 가능한 빨리 계단을 오르면 178kcal를 소모시킨다.
짧은 시간에 하체 근육을 단련하는 최적의 운동으로 걷기운동 보다 3배의 칼로리를 소모시킬 수가 있으며 체중 감량에도 효과적인 운동이다.
10분 운동에 100kcal 정도 소모가 되며 체지방 연소 효과와 심폐지구력, 하체 근력강화, 우연성을 길러주는 효과가 있다.

100칼로리를 쏙 빼주는 당뇨병 운동

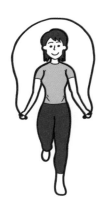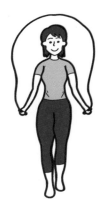

줄넘기

전신 운동으로 10분 동안 줄넘기를 하면 119kcal를 소모시킨다.

줄넘기 운동 10분 동안 하는 것은 119kcal를 소모시키며 수영 12분, 조깅 30분, 테니스 2세트를 하는 것과 같은 운동 효과를 가지고 있다.

줄넘기 운동은 전신운동으로 성장기 아이의 키 발달에 도움이 되며 균형적인 신체 발달에 효과적인 운동이다.

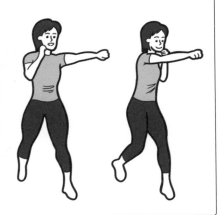

세도우 복싱

유산소 운동과 무산소운동의 복합적인 운동으로 지방 연소율이 높아서 다이어트에 매우 효과적인 운동으로 10분 동안 적당한 속도로 운동한다면 119kcal를 소모 시킬 수가 있다.

세도우 복싱은 앞에 가상의 상대를 두고 공격과 방어를 실전처럼 하는 운동이다.

100칼로리를 쏙 빼주는 당뇨병 운동

버피 테스트[Burpee Test]

유산소운동으로 근력강화에 효과적인 전신운동으로 난이도 중급이다. 짧은 시간 안에 운동 효과를 극대화할 수 있는 유산소성 근력 운동이다. 운동선수들의 체력 향상을 위한 필수 운동인 만큼 운동 강도도 높고, 또 그만큼 운동 효과도 크다.

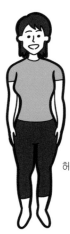

허리를 곧게 펴고 선다.

상체를 숙이고 바닥에 양손을 짚는다.

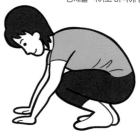

100칼로리를 쏙 빼주는 당뇨병 운동

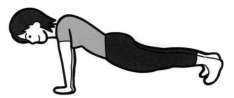

양쪽 다리를 점프하듯 뒤로 쭉 뻗어 어깨와 발끝이 일직선이 되도록 한다.

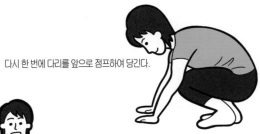

다시 한 번에 다리를 앞으로 점프하여 당긴다.

처음 자세로 돌아간다. 동작을 반복한다.

Point
빠르게 움직일수록 더 많은 칼로리를 소모시킬 수 있다. 버피테스트는 전신을 깨워주는 운동으로 15분 정도 하면 129kcal가 소모가 되는 높은 난이도의 운동이다. 5가지 동작을 연속적으로 한다.

당뇨 근육이 꼭 필요한 이유가 무엇일까요?

당뇨 근육이 많아야 하는 이유는 무엇일까요? 당뇨 환자들은 근육량이 많아야 혈당 관리를 할 수 있기 때문에 근육을 만드는 것이 중요하다. 근육은 혈당 조절에 도움을 주고, 인슐린 감수성을 향상시키며, 체중 감량에도 도움이 될 수 있다. 이러한 근육의 장점을 최대한 활용하기 위해 당뇨 환자들은 근육 운동을 열심히 해서 근육량을 늘려야 한다.

당뇨 근육은 혈당 관리에 밀접한 관련성을 가지고 있다. 당뇨는 혈당 조절에 문제를 일으키는 대사 이상으로, 인슐린의 흡수나 사용에 어려움을 겪는 상태를 의미하다. 이러한 상황에서 근육은 혈당 관리에 핵심적인 역할을 한다. 근육은 혈당 조절에 관여하여 고혈당을 예방하는데 도움을 준다. 근육 수축 시에는 혈관 내부에 있는 혈당을 에너지로 사용하므로, 혈당 수치를 정상 범위로 유지하는데 도움이 된다. 또한, 근육량이 많을수록 인슐린 감수성을 향상시키고, 세포 내에서 인슐린을 효과적으로 활용할 수 있게 도움이 된다.

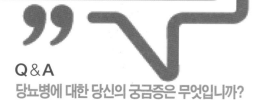

Q & A
당뇨병에 대한 당신의 궁금증은 무엇입니까?

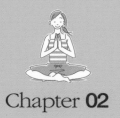

Chapter 02

당뇨병에서
왜 운동을 해야 할까?

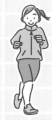

당뇨병에서 운동효과는
무엇일까?

기본적으로 **혈당이 250mg//dL 까지는 운동요법과 식이요법만으로 충분히 조절 가능**하다. 당뇨 합병증이 없을 경우에는 공복시 혈당이 300mg//dL 이하까지도 약물을 쓰지 않고, 식이요법과 운동요법으로 조절할 수 있다.

운동의 효과는 흔히 소아 당뇨라고 불리는 인슐린 의존형 당뇨병(제1형 당뇨병)보다 성인 당뇨인 인슐린 비의존형 당뇨병(제2형 당뇨병)에서 효과가 더 크다.

소아 당뇨의 경우 인슐린 투여와 운동을 병행해야 하지만, 인슐린에 의존하지 않는 성인 당뇨 환자의 경우 식이요법과 함께 운동 요법을 해보고, 그래도 혈당이 조절되지 않으면 약물을 쓰는 것이 원칙이다. 약물에만 의존할 경우에는 어느 시점에 가서 췌장의 기능이 그 약물에 의해 전혀 기능을 할 수 없게 되고, 평생 인슐린으로 당을 조절해야 하는 비극적인 상황에 놓이게 된다.

당뇨병 운동의 실제적 효과는 무엇일까?

혈당이 250mg//dL 이상일 때는 소변검사를 해서 소변이 인체에 치명적인 영향을 주는 케톤 유무를 검사한 후에 치료방향을 결정한다. 케톤이 나온 경우엔 인슐린을 투여하여 혈당을 내리면서 운동을 병행하는 것이 바람직하다. 만약 소변에 케톤이 발견된 상태에서 무리하게 운동을 하게 되면, 혈당치가 떨어지는 것이 아니라 오히려 간에서 포도당이 합성되고, 케톤만 급증하게 되는 등 커다란 부작용을 초래해 생명까지 위협할 수 있다.

따라서 당뇨병이 아주 심하다는 판정을 받은 경우는 임의로 운동을 하기보다 담당 의사와 상의하고, 운동 처방 전문가의 지도 아래 운동을 실시하도록 하는 것이 안전하다.

당뇨병 운동은 혈당 조절과 혈중 지질의 개선에 가장 효과가 큰 유산소 운동이 기본이다. 전체적으로 **유산소 운동과 저항성 운동(근력)을 8 : 2 정도** 되게 구성한다. **운동강도는 조금 힘들 정도의 강도인 60~75% 범위**로 정하는데, 다음 날까지 피로하지 않을 정도의 양이 알맞다.

제1형 당뇨병 환자의 운동시간은 20~30분 정도로 좀 짧게 잡고 강도도 더 낮춰야 한다.

제 2형 당뇨병 환자는 40~60분 정도로 좀 길게 잡는 것이 더욱 효과적이다.

운동 간격은 혈당조절이나 인슐린의 감수성을 높이기 위해서 적어도 **주 3회 이상은 해야 하며 체중 조절이 필요한 경우는 주 5회 이상 하는 것이 바람직**하다.

또 평소 일상생활에서의 운동량이 어느 정도였는가를 먼저 파악하고 그 결과를 참작해 점진적으로 운동의 강도와 양을 늘려나가는 것이 좋다.

당뇨병 운동 종류는 걷기, 조깅, 등산, 가벼운 에어로빅, 줄넘기, 계단오르기, 수영, 실내에서 트레드밀 걷기나 고정식 자전거타기 중에 고르는 것이 좋다.

중증이 아닌 경우는 탁구, 배드민턴 중에 좋아하는 것을 선택할 수도 있다. 하지만 너무 무리한 운동이나 경쟁성, 게임성이 강한 운동은 삼가해야 한다.

운동의 종류를 정하는 데는 연령, 당뇨병의 정도와 합병증의 정도를 잘 고려하여 정해야 한다. 혈관 질환 등의 합병증이 있는 환자는 심한 뜀박질이 요구되는 줄넘기, 테니스 같은 운동은 피하는 것이 바람직하다. 또 자동차 레이스나 스카이다이빙처럼 긴 장도와 위험성이 높은 운동, 신체적인 접촉이 많은 검도나 무술 같은 운동은 피해야 한다.

당뇨병에 가장 좋은 운동은 걷기다. 점차적으로 운동 강도와 시간을 늘려 1만보 이상, 혹은 5km 이상 매일 걷는 것이 가장 권할 만하다. 즐거움을 동반하는 스포츠 활동에의 참가는 이런 기초 체력 만들기가 행하여진 뒤에라야 비로소 가능하다고 말할 수 있다.

당뇨병은 완치가 가능한가요?

당뇨병의 완치는 완치의 정의를 어떻게 하느냐에 따라 다르다. 약을 복용하지 않더라도 식사조절과 생활 습관 개선과 운동만으로 혈당 조절이 잘 되는 것을 완치라고 한다면 완치가 가능하다. 그러나 먹고 싶은 것을 아무 때나 다 먹어 가면서도 혈당 조절이 가능한 것을 완치라고 하면 완치가 불가능한 질병이다. 따라서 통상 당뇨병은 관리가 가능한 병이라고 한다. 당뇨인 자신이 어떻게 생활하느냐에 따라서 적절한 혈당 조절과 합병증 없는 건강한 삶을 유지할 수 있기 때문이다. 만일 검증되지 않는 매스컴의 광고 중에서 완치가 가능한 치료법이라든가, 획기적인 보조요법이라든가 하는 것은 모두 다 일단 경계심을 가지고 담당의사와 상의해 보는 것이 도움이 될 것이다.

Q & A
당뇨병에 대한 당신의 궁금증은 무엇입니까?

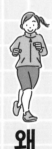

왜

당뇨병에 운동 요법이

필요한가?

운동은 식이요법과 함께 자동차의 양쪽 바퀴에도 비유된다. **식이요법과 운동을 결합함으로써 효율적으로 혈당을 낮출 수 있다.** 또한 적절한 운동을 함으로써 **내장지방을 줄일 수 있고 대사증후군 예방에도 효과적**이다. 운동의 효과는 80대까지 지속된다고 알려져 있다.

당뇨병의 운동의 효과는 무엇일까?

① 운동을 하면 포도당이 에너지로 이용된다.

근육을 움직이는 것으로 인해 혈당을 근육에 사용하게 되는 것이다. 그래서 운동을 해야 혈당이 내려간다.

② 인슐린의 효과가 좋아진다.

운동을 하면 원래 가지고 있는 인슐린의 기능을 좋게 하는 효과가 있다.

당뇨병 운동의 핵심은 무엇일까?

제일 중요한 당뇨병의 운동요법은

① 어떤 운동을 할 것인가.

② 언제 어느 정도의 시간으로 할 것인가.

③ 어느 정도의 빈도로 해야 하는지를 알아야 한다.

어떤 운동을 하면 좋을까?

특수한 운동시설이나 운동기구가 있는 곳에서 운동을 하면 오래 지속할 수 없는 원인이 되어 버린다. 우선 자신의 생활 속에서 할 수 있는 운동도 많기 때문에 무리가 없고 장소를 선택하지 않고, 혼자서도 언제라도(예를 들면 여행지에서도) 어디서나 할 수 있는 운동이 포인트이다. 혈당을 빠르게 쑥 내려주는 운동은 **유산소 운동과 레지스탕스(근력) 운동의 조합이 가장 효과적**이다.

식후 혈당치는 운동으로 떨어진다.
그러면 어느 정도 운동이 최적일까?

 혈당치란 혈액 속에 포함된 포도당의 농도가 건강한 사람이라면 공복 혈당은 110mg/dL 미만으로 유지되고 있으며, 이 혈당이 상시 126mg/dL 이상이 되면 당뇨병으로 진단된다. 그러나 혈당치는 항상 변동을 하고 건강한 사람도 식후 혈당치는 140mg/dL 이상이 되는 경우도 있다. 식후 혈당의 급격한 상승은 **혈당 스파이크**라고 불리며, 내버려두면 당뇨병뿐만 아니라 동맥경화나 심근경색, 암, 치매 등 다양한 질병을 일으킨다는 것이 최근 연구에 의해 밝혀졌다. 그러나 증상이 나타나는 것은 식후뿐이기 때문에 건강검진에서는 간파할 수 없기 때문에 매우 위험하다.

운동하면 혈당은 떨어진다.
하지만 힘든 운동은 오래가지 못하는 단점이 있다.

 혈당치 스파이크에도 대책법은 있다. 그중 하나가 식후 운동이다. **혈당 수치가 올라가기 전에 포도당을 소비해 버리려고 하는 것**이다. 말하기는 쉽지만 바쁜 일상 속에서 운동 시간을 만드는 것은 꽤 힘들다. 하물며 당뇨병 위험이 높은 중장년일수록 운동할 기회도 줄어든다. 점심 먹은 후나 휴식 등을 사용한 부담이 적은 운동으로 효율적으로 혈당치를 내리는 운동이 최적이다.

 식후 바로 운동은 소화 흡수에 좋지 않다고 알려져 있지만 혈당치 스파이크 방지에는 좋은 것으로 밝혀지고 있다. **식사 15분 후에 15분 정도의 가벼운 운동에서도 좋은 결과**가 나왔다는 것은 꽤 흥미롭다. 아직 연구 결과가 더 나와야 되겠지만 혈당 수치를 체크하면서 본인에게 맞는지 확인해 보는 것도 좋은 방법이다. 다리 근육에 의한 유산소 운동이 좋은지 아니면 더 강한 운동이 혈당에 효과가 어떻게 달라지는지 기대가 된다.

혈당이 높으면 왜 치과 치료를 받을 수 없나요?

당뇨인의 경우 혈당관리가 잘 되지 않으면 구강 점막을 보호해 주는 침의 분비가 줄어들게 되므로 입안이 마르고 건조할 수 있다. 또한 침 속에는 당이 높아 세균이 좋아 하는 환경이 되어 잇몸에 염증 및 고름이 생기는 등 풍치의 빈도가 일반인보다 높으며 그 정도도 심하게 된다.

혈당이 조절되지 않은 상태에서 이러한 염증이 발생하면 치유가 제대로 되지 않고 여러 가지 치과 시술(스켈링, 발치, 임플란트 등)이나 수술 후 구강 내 감염의 기회는 더욱 많아지게 된다. 그러므로 혈당이 조절되지 않은 당뇨인의 경우는 치과진료 전에 당뇨병 전문의사와 우선적으로 상담해야 한다.

Q & A
당뇨병에 대한 당신의 궁금증은 무엇입니까?

혈당을 쑥 내려주는 회사에서 하는 운동

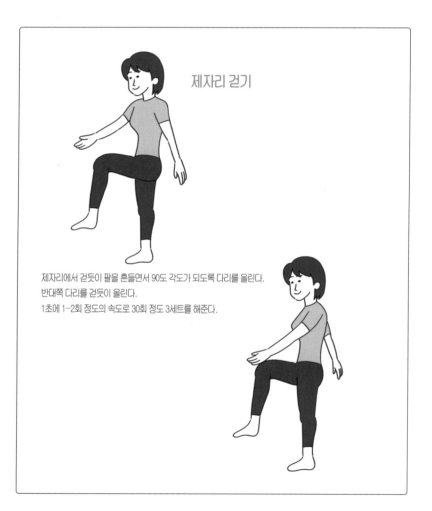

제자리 걷기

제자리에서 걷듯이 팔을 흔들면서 90도 각도가 되도록 다리를 올린다.
반대쪽 다리를 걷듯이 올린다.
1초에 1~2회 정도의 속도로 30회 정도 3세트를 해준다.

혈당을 쑥 내려주는 회사에서 하는 운동

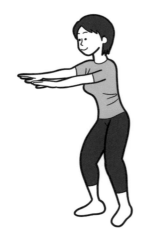

스쿼트
스쿼트 자세를 하듯 무릎을 구부리고 가슴에 양손을 올려놓는다.

상체를 30도 정도 기울인 상태에서 10초 정도 정지
했다가 원 상태로 돌아온다.
10회 3세트 정도 해준다.

혈당을 쑥 내려주는 회사에서 하는 운동

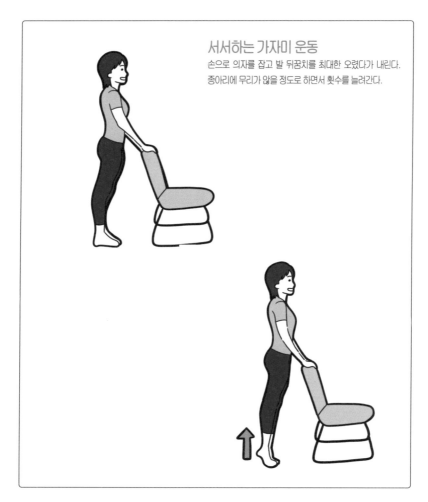

서서하는 가자미 운동
손으로 의자를 잡고 발 뒤꿈치를 최대한 오렸다가 내린다.
종아리에 무리가 않을 정도로 하면서 횟수를 늘려간다.

혈당을 쏙 내려주는 회사에서 하는 운동

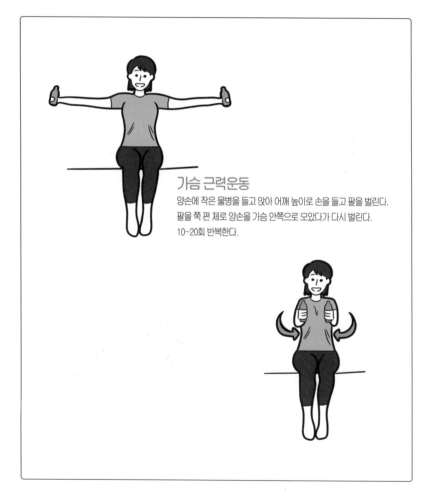

가슴 근력운동

양손에 작은 물병을 들고 앉아 어깨 높이로 손을 들고 팔을 벌린다.
팔을 쭉 편 채로 양손을 가슴 안쪽으로 모았다가 다시 벌린다.
10~20회 반복한다.

혈당을 쑥 내려주는 회사에서 하는 운동

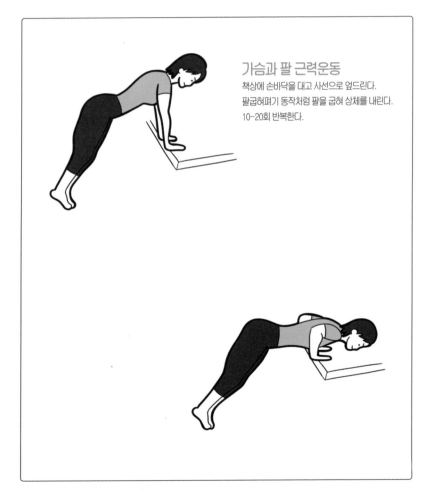

가슴과 팔 근력운동

책상에 손바닥을 대고 사선으로 엎드린다.
팔굽혀펴기 동작처럼 팔을 굽혀 상체를 내린다.
10~20회 반복한다.

혈당을 쑥 내려주는 회사에서 하는 운동

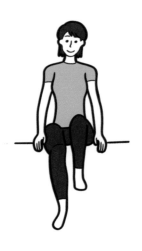

다리와 팔 근력운동

의자에 앉아 한쪽 무릎을 든다.
양 손바닥과 무릎을 서로 밀며 10초간 정지 한다.
반대쪽 무릎도 동일한 방법으로 운동한다.
3~5회 반복한다.

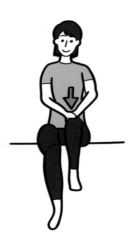

혈당을 쏙 내려주는 회사에서 하는 운동

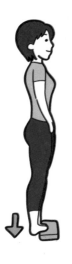

종아리 근력운동
종이 뭉치나 5cm 정도의 두께 위에 발끝으로 선다.
뒤꿈치를 최대한 높이 들었다가 내린다.
10~20회 정도 한다.

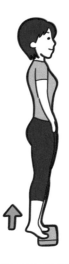

혈당을 쑥 내려주는 회사에서 하는 운동

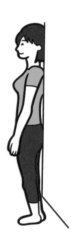

허벅지 근력운동

허리와 등, 엉덩이를 벽에 대고 선다.
무릎을 굽힌 채로 앉아 10~15초간 버틴다.
이때 무릎 끝이 발끝보다 앞으로 나가지 않게 한다.
10~15회 반복한다.

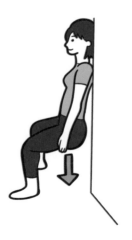

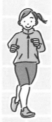

무슨 운동을 해야
혈당이 떨어질까?

당뇨병을 개선시키는 운동으로 유산소 운동과 레지스탕스(근력) 운동의 실시가 권장된다. 또한 유산소 운동과 레지스탕스 운동의 병용은 각각의 운동 단독보다 효과적으로 당뇨병을 개선시키는 것으로 보고되고 있다.

유산소 운동

걷기나 조깅, 수영 등의 전신 운동이다.
　걷기에서는 **1회 15에서 30분간, 1일 2회 정도**이고 일상 생활에서의 보행과 합하면 보행에서의 운동 요법은 **하루 7,000~1만보 정도가 적당**하다고 한다.

유산소 운동의 대표적인 걷기운동

당뇨병의 치료 및 예방에는 유산소 운동이 효과적이다. 유산소 운동의 하나인 걷기 운동이지만, 평소대로 걷는 것이 아니라 올바른 자세로 걷는 것이 중요하다. 올바른 양식이 되기 위한 포인트를 설명한다.

* 허리를 펴고 가슴을 편다.
* 턱을 가볍게 당겨서 앞을 본다.* 팔꿈치를 가볍게 구부리고 팔을 흔든다.
* 보폭을 넓히고 발뒤꿈치부터 땅에 딛게 한다.
* 중심을 앞으로 이동시켜 발끝으로 차기 시작한다.

평소의 걸음걸이가 습관화되어 버려서 처음에는 거부감을 느낄지도 모르지만 올바른 자세로 걷는 것으로 유산소 운동의 효과를 최대한 얻을 수 있고 다치지 않는 방법이기도 하다.

유산소 운동의 운동량

유산소 운동은 중등도 수준의 운동을 1회 20분 이상 실시하는 것이 좋다고 알려져 있다. **중등도 수준이란 운동하다가 '약간 힘들다' 또는 '편안하다'고 느끼는 정도**를 말하다. 맥박수도 운동 강도의 기준이 되며, 아래와 같은 계산 방법으로 낼 수 있다.

(220-연령)×0.5=운동 시 기준으로 하는 맥박수(회/분)

부정맥이나 신경 장애가 있는 분 등은 맥박수로 강도를 결정할 수 없는 경우가 있으므로 의사와 상담한다. 운동 빈도는 일주일에 150분 이상, 일주일에 3일 이상 하는 것이 권장되고 있다.

걷기 운동의 경우는 1회 15~30분에 1일 2회 실시하다. 1일 **7,000~1만보**가 적당하다고 되어 있기 때문에 1만보를 목표로, 일상생활을 해 본다. 맥박 수와 운동량, 걸음 수 등은 스마트폰 웹으로 기록할 수 있기 때문에 활용하는 것도 하나의 방법이다.

혈당을 쏙 내려주는 유산소 운동

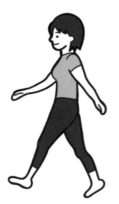

걷기(천천히)
33분(남자평균 체중 65kg) 44분 (여자평균 체중 53kg)
100kcal 소모할 때의시간

달리기
12분(남자평균 체중 65kg) 16분(여자평균 체중 53kg)
100kcal 소모할 때의시간

혈당을 쏙 내려주는 유산소 운동

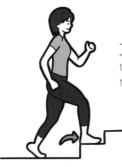

계단오르내리기
15분(남자평균 체중 65kg) 20분(여자평균 체중 53kg)
100kcal 소모할 때의시간

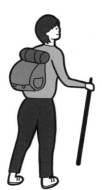

등산(낮은 산)
15분(남자평균 체중 65kg) 21분(여자평균 체중 53kg)
100kcal 소모할 때의시간

혈당을 쑥 내려주는 유산소 운동

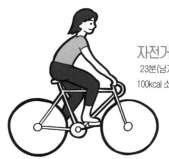

자전거(느리게)
23분(남자평균 체중 65kg) 31분 (여자평균 체중 53kg)
100kcal 소모할 때의시간

댄스(느리게)
17분(남자평균 체중 65kg) 22분(여자평균 체중 53kg)
100kcal 소모할 때의시간

혈당을 쏙 내려주는 유산소 운동

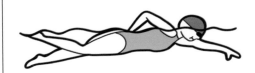

수영

17분(남자평균 체중 65kg) 22분(여자평균 체중 53kg)

100kcal 소모할 때의시간

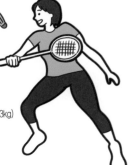

배드민턴

17분(남자평균 체중 65kg) 22분(여자평균 체중 53kg)

100kcal 소모할 때의시간

혈당을 쑥 내려주는 유산소 운동

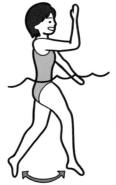

아쿠아 에어로빅
(느리게) 21분(남자평균 체중 65kg) 28분(여자평균 체중 53kg)
100kcal 소모할 때의시간

등산(높은 산)
12분(남자평균 체중 65kg) 16분(여자평균 체중 53kg)
100kcal 소모할 때의시간

당뇨약을 먹으면 식사요법이나 운동요법을 안해도 될까요?

당뇨약을 먹거나 인슐린 주사를 맞게 되면 식사요법이나 운동요법을 소홀히 하는 경우가 많다. 힘든 운동도 하지 않고 마음껏 먹으면서 혈당을 정상으로 유지할 수 있다면 얼마나 좋을까? 그러나 약물요법만으로는 절대 혈당조절을 잘 할 수 없다. 당뇨약이나 인슐린은 순간순간 혈당을 낮추는데 도움을 줄 수는 있지만 나의 몸 상태가 나빠지는 것을 막을 수는 없다. 당뇨관리를 위해서는 당연히 약물요법이 필요하지만 꾸준한 운동요법과 식사요법을 통한 생활습관 관리가 병행되어야 한다는 사실을 잊지 말아야 한다.

Q&A
당뇨병에 대한 당신의 궁금증은 무엇입니까?

근력 트레이닝(레지스탕스 운동)

다리와 허리 등 큰 근육을 중심으로 전신 근육을 단련할 수 있는 트레이닝이 권장되고 있다. 근력 운동은 실내에서 할 수 있기 때문에 외출하지 않아도 집 안에서 당뇨병에 효과적인 운동을 할 수 있다.

레지스탕스 운동은 근육에 부하를 반복적으로 가하는 운동을 말하다. 레지스탕스 **운동에 의해 근육이 발달하면 당을 효율적으로 섭취할 수 있게 된다. 효율적으로 되면 당 섭취량이 증가하여 식후 혈당을 낮추는 것을 앞당기는 것**이다. 또 근육이 붙으면 기초대사량이 올라가면서 에너지 소비량이 증가하다. 그렇게 되면 **인슐린의 효과가 높아져 혈당 수치가 떨어지기 쉬워진다.** 레지스탕스 운동은 이른바 근력 훈련이다. 어떤 근력운동이 효과적인지 알아보자.

스쿼트

윗몸일으키기

뒤축후리기

팔굽혀펴기

상기 이외에도 트레이닝은 많이 있다. 자신에 맞는 운동을 선택하여 하면 좋다.

의자에 앉아서 이 운동만 해도 혈당 수치가 낮아진다.

앉아서 생활하는 시간이 긴 현대인들은 신진대사가 느려져 각종 성인병 위험에 노출되기 쉽다. 이 사실을 알면서도 앉아서 일을 해야만 하는 사람들은 분명 존재한다. 이들을 위한 연구 발표가 최근 미국 휴스턴 대학에서 있었다. 휴스턴 대학의 생물학 박사인 마크 해밀턴 교수가 이끄는 연구진은 가자미근 푸시업이라는 간단한 운동법을 제시했다. 이것은 **앉아서도 대사량을 높일 수 있는 효과적인 동작**이다. 가자미근은 비장근이라고도 하며, 서있거나 걸을 때 사용하는 근육이다. 무릎에서 발뒤꿈치까지 이어지는 장딴지에 위치한다. 다른 근육들은 대부분 탄수화물(글리코겐)을 에너지원으로 사용하는 반면 가자미근은 포도당과 지방을 에너지원으로 사용한다.

따라서 탄수화물에 의존하는 **다른 근육들과 달리 장시간 운동되어도 피로감이 쉽게 찾아오지 않는다는 장점**이 있다.

식후 혈당 수치 52%, 인슐린 필요량 60% 감소

휴스턴대 연구진은 15명의 실험 참가자들에게 포도당 음료를 준 뒤 3시간 동안 가자미근 푸시업을 하도록 했다. 운동 후, 참가자들의 **식후 혈당 수치가 52%, 인슐린 필요량이 60% 감소**했다. 특히 공복 시간에 운동했을 때, 지방 대사율이 두 배 높았고, 이에 따라 혈중 지방이 크게 줄어, 콜레스테롤 수치 역시 낮아졌다.

해밀턴 박시는 다른 근육 운동을 하면 금방 피곤해져 한계가 있다. 하지만 가자미근 푸시업은 몇 시간 동안 지치지 않고 할 수 있다고 말했다. 근육 운동할 때 우리는 보통 근육세포나 간의 글리코겐을 에너지원으로 쓰는데, 가자미근 운동할 때는 혈중 포도당과 지방을 글리코겐 대신 에너지원으로 쓰기 때문이다.

해밀턴 교수는 산화 대사가 이보다 더 좋은 의약품은 없다며 체중의 1%에 불과한 가자미근을 움직여 운동하면 탄수화물 산화를 두 배, 때로는 세 배까지 높일 수 있다고 말했다.

1%도 안되는 가자미근의 비밀

가자미근은 매우 넓고 납작하지만, 두꺼워서 큰 힘을 낼 수 있는 구조로 되어 있다. 가자미근은 밑쪽에서 아킬레스건이라 불리는 발꿈치 힘줄을 장딴지근과 함께 형성한다. 그 후 발꿈치 힘줄은 발꿈치 뼈 융기까지 가서 닿다. 이 가자미근은 장딴지근과는 다르게 무릎 밑에서 일어나므로 무릎관절에는 작용하지 않고, 대신 발바닥 굽힘을 강하게 일으킨다. 특히, 근육의 작용이 강하게 나타나는 것은 이 근육이 담당하는 발목관절의 발바닥 굽힘이 나타날 때로, 대표적인 예로 보행, 춤, 까치발을 설 때 등이다. 특히 **까치발을 서서 발가락으로 서 있을 때 근육이 매우 강하게 작용하는 것**

이다. 이 이론을 바탕으로 미국 휴스턴대 연구진이 간단하면서도 효과가 큰 좌식 운동법을 발전시켰다. 연구진은 앉아있는 동안 발뒤꿈치를 들어 올리는 까치발 운동을 반복하면 탄수화물과 지방대사율이 크게 높아지는 것으로 나타났다고 국제학술지 '아이사이언스' (iscience)에 발표했으며, 이 연구진은 이 운동을 '가자미근 푸시업' 이라 명명했다.

심지어 가자미근은 서있거나 걷는 것이 아니라 앉아서 발뒤꿈치를 들었다 내리는 것만으로 운동이 된다. 이러한 가자미근 푸시업은 신진대사를 몇 시간 동안이나 촉진하고, 혈당을 낮추며 제 2형 당뇨병 위험성을 낮춰 준다.

실제로 해당 연구에서는 실험을 통해 가자미근 푸시업은 끼니 사이, 식사를 하지 않는 시간에 평상시보다 지방 대사율을 두 배로 높여 혈중 중성지방 수치를 낮추는 데에도 도움을 준다고 밝혔다. 또한, 포도당 음료를 섭취 후 3시간 동안 혈당은 52%, 인슐린은 60% 감소했다.

가자미근은 전체 근육의 1% 정도밖에 안 된다는 점을 고려하면, 국소 부위의 운동만으로도 혈당 조절과 신진 대사 개선이 크게 이루어진다는 점이 눈에 띈다. 앉아서 지방 연소와 혈당 조절 등 운동 효과를 볼 수 있다는 것도 현대인들에게 희소식이다.

가자미근 푸시업 하는 방법

1. 양발을 바닥에 평평하게 대고 바른 자세로 의자에 앉는다.
2. 발가락을 바닥에 고정한 채로 뒤꿈치만 들어 올린다.
3. 발 뒤꿈치를 최대한 들어 올린 후, 잠시 후 제자리로 돌아온다.
4. 위 동작을 반복한다.

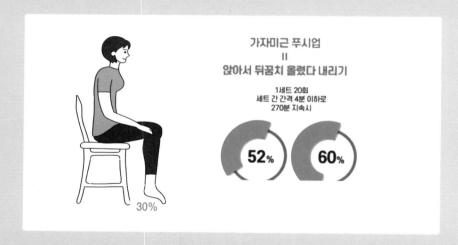

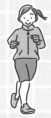

체력이 약한 사람이나
고령자들의 운동 방법

고령자나 체력이 약한 사람들의 운동 방법

고령자에게 정기적인 신체활동이나 보행등의 운동은 혈당치에 대한 효과뿐만 아니라 혈관 장애 예방, 치매 예방, 토막 예방 등의 건강수명을 늘리는 데 좋은 효과가 있다.

가사, 쇼핑이나 산책, 라디오 체조 등을 실시하여 일상생활에서 신체 활동을 늘리는 것도 좋은 방법이다. 또한 가벼운 조깅, 라디오 체조, 자전거, 수영 등 전신을 사용한 유산소 운동을 무리하지 않는 범위에서 실시하다. 유산소 운동과 함께 가벼운 근력운동이 효과는 적이다.

운동으로 조심할 것

식이요법과 운동요법은 두 가지를 한 세트로 하는 것이 최상의 방법이다. 운동을 함으로써 식욕이 증가하고, 많이 먹어 버리면 당뇨병의 상태를 악화시킬 수 있다. 또한 식이 요법을 제대로 실시하지 않으면 운동 요법의 효과는 불충분하게 된다. 운동요법은 식사요법을 보조하고, 2개를 합하면 치료 효과가 높아진다.

● 수중운동은 유산소 운동 및 레지스탕스 운동 모두가 할 수 있는 운동 종목으로 무릎에 부담이 적어 비만 당뇨병 환자에게는 안

전하고 효과적이다.

● 고령이나 체력이 약한 당뇨병 환자의 경우, **밸런스 능력(정지 자세나 동적 동작중의 자세를 유지할 수 있는, 또 불안정한 자세로부터 회복시키는 능력)을 향상시키는 밸런스 운동**도 좋다. 밸런스 운동으로는 한쪽 다리 선 자세 유지, 스텝 연습, 체간 밸런스 운동 등이 있다.

운동 강도는?

유산소운동에서는 일반적으로 **중등도 강도의 유산소운동(최대 산소섭취량의 50% 내외, 운동시 심박수가 50세 미만에서 100~120박/분, 50세 이후에서 100박/분 이내)을 하는 것이 권장**되고 있다. 다만, 부정맥 등으로 심박수를 지표로 할 수 없는 경우, 자각적 운동 강도로서 「약간 힘들다」 또는 「편안하다」를 기준으로 한다.

운동하는 시간은 언제가 최적일까?

운동을 하는 타이밍은 기본적으로는 언제든지 괜찮다. 식후에 고혈당이 되는 사람들은 식후 1시간경에 운동을 하는 것을 추천한다. 제1형 당뇨병인 사람이나 저혈당 약을 복용하고 있는 분은 저혈당이 되지 않는 시간대를 선택한다. 운동을 계속하게 하는 것이 중요하기 때문에 시간에 얽매이지 않고 계속할 수 있는 방법을 찾아 계속해 나가도록 한다.

운동 지속시간은 당질과 지방산을 효율적으로 대사하기 위해 20분 이상 지속이 바람직하다고 알려져 있다. **유산소 운동에서는 중등도의 운동 강도라면 일주일에 150분 또는 그 이상, 일주일에 3회 이상 하는 것이 권장된다. 당뇨병 환자의 당 대사 개선은 운동 후 12~72시간 지속되므로 혈당을 저하 개선시키기 때문에 운동을 실시하지 않는 날을 이틀 이상 지속하지 않도록 해야 한다.** 또한 보행 운동의 경우 1회당 15~30분간 1일 2회, 1일 운동량으로 약 10,000보가 적당한 것으로 알려져 있다. 운동을 실시할 시간이 없는 경우에도 일상생활 속에서 출퇴근 시 보행하기, 계단 사용하기 등의 운동을 도입하는 것도 권장되고 있다.

레지스탕스 운동에서는 연속되지 않는 일정으로 일주일에 2~3회 실시가 권장되고 있다. 금기가 아니라면 유산소 운동을 모두 하는 것이 권장되고 있다. 다만 허혈성 심질환 등 합병증 환자 등에서는 고강도 레지스탕스 운동을 시행하는 것은 권장되지 않는다. 또한 고령자에게도 급격한 빈도나 횟수로 실시하는 것은 권장되지 않는다.

운동을 실시하는 타이밍은 생활 속에서 실시 가능한 시간이면 언제 가도 문제가 없지만, 특히 식후 1시간 후에 실시하면 식후 고혈당 상태가 개선된다.

운동요법의 진행방법으로 **기초체력, 나이, 체중, 건강상태 등을 바탕으로 운동량을 설정**한다. 처음에는 보행 시간을 늘리는 등 신체 활동량을 증가시키는 것부터 시작해, 개인의 취향에 맞는 운동을 도입하는 등 단계적으로 운동을 가해, 안전하고 운동의 즐거움을 실감할 수 있도록 궁리해 가는 것이 운동을 계속하기 위해서 중요한 포인트가 된다.

운동을 실시할 때 주의할 점으로는 운동 전후에 5분 정도의 준비, 정리 운동을 실시하는 것, 혈당이 조절되지 않는 1형 당뇨병 환자, 공복시 혈당 250mg/dL 이상 또는 요케톤체 양성자에서는 운동 중에 고혈당이 될 수 있으므로 주의한다. 또한 반대로 인슐린이나 경구 혈당 강하제(특히 설포닐 요소약)로 치료를 실시하고 있는 사람의 경우는 저혈당이 되기 쉽기 때문에 운동량이 많은 경우에는 보식을 섭취하거나 운동 전후 인슐린 양을 줄이는 등의 주의가 필요하다.

노약자나 약한 분들이 하는 근력운동

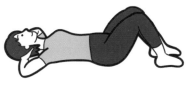

운동순서

가벼운 무게로 반복 횟수를 늘려서 실시한다.(10~20
회 정도)

운동 시에 호흡을 참지 않도록 한다.

주 3~4회 정도로 격일로 한다.

운동량이 적다고 느낄 때는 무게를 늘리지 말고 반복
회수를 늘려 나가도록 한다.

운동 중에 메스꺼움, 구토, 심박수, 피로감, 현기증,
두통, 가슴 통증이 있을 때는 바로 중단한다.

여성이나 노약자들이 하는
당뇨병 근력운동 윗몸 일으키기

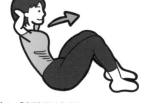

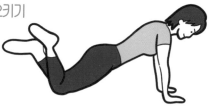

여성이나 노약자들이 하는
당뇨병 근력운동 팔굽혀펴기

(힘이 들 경우 무릎을 바닥에 대고 실시한다)

노약자나 약한 분들이 하는 근력운동

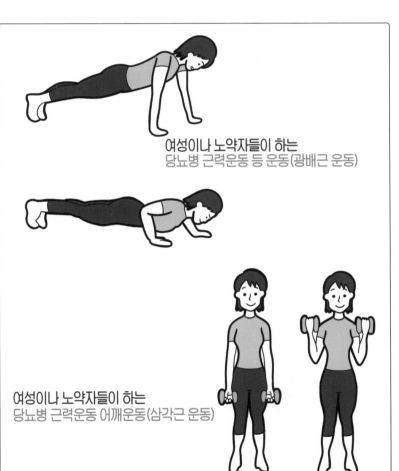

여성이나 노약자들이 하는
당뇨병 근력운동 등 운동(광배근 운동)

여성이나 노약자들이 하는
당뇨병 근력운동 어깨운동(삼각근 운동)

노약자나 약한 분들이 하는 근력운동

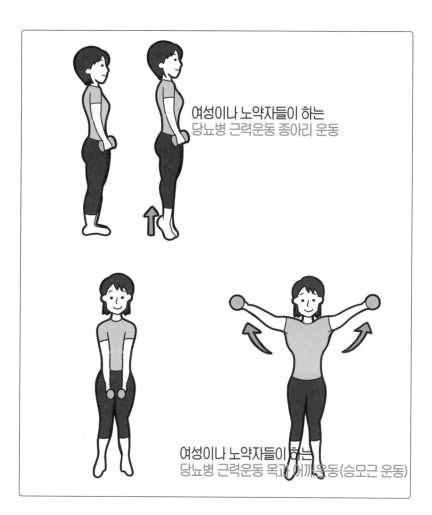

여성이나 노약자들이 하는
당뇨병 근력운동 종아리 운동

여성이나 노약자들이 하는
당뇨병 근력운동 목과 어깨운동(승모근 운동)

노약자나 약한 분들이 하는 근력운동

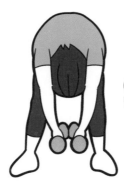

여성이나 노약자들이 하는
당뇨병 근력운동 목과 어깨운동

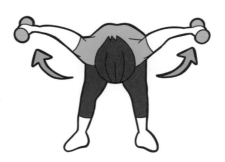

노약자나 약한 분들이 하는 근력운동

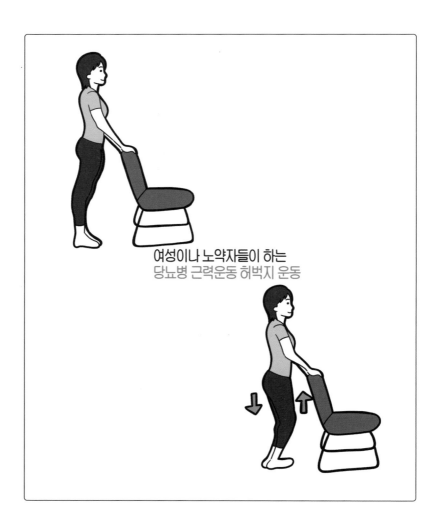

여성이나 노약자들이 하는
당뇨병 근력운동 허벅지 운동

저혈당증은 무엇일까요?

뇌는 충분한 혈액과 산소가 있어야 활동할 수 있는데, 혈액이 뇌에 충분히 흐르고 있어도 그 혈액에 녹아 있는 포도당(혈당)이 부족하면 뇌는 정상적으로 기능하기가 어려워진다. 뇌에 포도당을 안정적으로 공급하는 것은 매우 중요하며 인체를 흐르는 혈액 속의 포도당의 양은 인슐린이라는 췌장에서 분비되는 호르몬에 의해 항상 일정한 범위 내에서 유지되고 있다. 혈당치란 혈액 100밀리리터 속에 녹아 있는 포도당을 밀리그램 수로 나타낸 것인데, 정상인에서는 공복 시에도 70mg보다 저하되는 경우는 거의 없지만, 저혈당 상태의 경우에는 50mg 이하까지 저하되어있다. 저혈당이라는 현상은 당뇨병으로 혈당을 낮추는 약을 먹거나 인슐린을 주사하고 있는 사람이 실수로 대량으로 주사했을 때 발병할 수 있는데, 음식으로 인한 영향으로 혈당이 요동치고 신체에 다양한 트러블이 나타나는 저혈당 상태의 사람이 늘고 있다.

Q & A
당뇨병에 대한 당신의 궁금증은 무엇입니까?

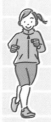

당뇨가 있는 사람에게
가장 좋은 운동은 무엇일까?

당뇨병 운동의 효과를 높이는 5가지 방법

2형 당뇨병인 사람의 혈당 관리에 대한 운동의 영향을 조사한 결과, 각각의 사람에 맞추어 운동의 종류나 타이밍을 조정하면, 한층 더 효과를 얻을 수 있는 것이 밝혀졌다. 어떤 운동이든, 또 어떤 방식으로든 아무것도 하지 않는 것에 비해 당뇨병을 개선하는 효과를 볼 수 있다고 연구자들은 지적했다. 예를 들면 워킹 등과 튜브 운동 등의 근육 트레이닝을 조합해 보거나, 일하는 틈틈이 오후의 빈 시간에 운동을 해 보거나, 가능한 한 식후에 몸을 움직이도록 유의하는 등, 약간의 생각을 하는 것만으로 운동의 효과를 한층 더 높일 수 있다고 한다.

당뇨병 운동에는 사람마다 다른 적합한 운동법이 있다.

당뇨병과 함께 사는 사람에게 있어서, 운동은 언제 어떻게 해도, 어떠한 운동이라도, 플러스의 효과를 기대할 수 있지만, 좀처럼 운동 요법의 성과를 올리지 못한다고 하는 사람은, 방법을 생각해 보면 좋을지도 모른다. 제2형 당뇨병인 사람의 혈당 관리에 대한 운동의 영향을 조사한 결과, 각각의 사람에 맞추어 운동의 종류나 타이밍을 조정하면, 한층 더 건강 증진의 효과를 얻을 수 있는 것이 미국의 한 대학의 연구에서 밝혀졌다.

대부분의 사람들은 운동이 자신의 건강에 좋은 것이라는 것을 알고 있지만, 운동에는 최적의 접근법이 있다는 것을 깨닫지 못하는 사람도 많이 있다고 한다.

연구진은 이번에 제2형 당뇨병인 사람에게 유산소 운동이나 근력 운동의 각각의 유용성, 운동하기에 가장 좋은 시간대, 운동을 식전에 해야 하는지 식후에 해야 하는지, 운동 효과를 보기 위해 먼저 체중을 줄이는 것이 좋은지 등 운동의 이점을 포괄적으로 검증했다.

1단위(80kcal)를 소비하는 유산소 운동의 예

- 걷기 20분
- 가벼운 조깅 10분
- 수영 5분
- 자전거(평지) 13분
- 자전거(등판) 7분
- 골프 20분
- 라디오 체조 25분
- 자전거(평지) 13분
- 자전거(등판) 7분

미국의 대학 연구에서 밝혀진
당뇨병 운동의 효과를 높이는 5가지 방법

연구 결과, 많은 사람에게 들어맞는 운동의 비결로서 다음과 같은 것이 밝혀졌다.

■ 유산소 운동의 습관화는 모두에게 좋다.

걷기, 자전거 타기, 수영 등 유산소 운동은 심박수를 높이고 몸의 산소 이용을 촉진하며 혈당 관리를 개선하는 데 도움이 된다. 다만 **근육이 줄어들거나 저하된 사람은 생각처럼 운동 효과를 보지 못할**

수 있다. 그런 사람은 유산소 운동에 맞춰서 근육을 늘리는 레지스 탕스 운동도 하면 효과를 더 높일 수 있다.

■ 레지스탕스 운동을 조합하면 효과가 더 좋다.

많은 사람은 근육이 20대를 정점으로 감소해 간다. 덤벨 체조, 밴드나 튜브를 사용한 근육 트레이닝, 자신의 체중을 이용하는 자중 트레이닝, 집이나 직장에서 할 수 있는 스쿼트 등 근육에 저항을 걸어 실시하는 레지스탕스 운동에 의해, 근육을 단련할 수 있다.

제2형 당뇨병인 사람이 운동을 하고 근육을 강하게 하면 혈당을 낮추는 인슐린이 효과가 좋은 몸으로 변해 혈당 관리가 보다 개선 된다.

■ 운동 전후에 스트레칭도 한다.

근육이나 관절을 늘리는 스트레칭 운동으로 근육을 푸는 것으로, 몸의 가동역이 퍼지고, 부상 방지로도 연결된다. 스트레칭으로 어깨 결림이나 요통, 변형성 관절 등의 증상도 완화할 수 있다. 릴렉스 효과도 있기 때문에, 매일 실시하면 숙면에도 연결된다.

■ 하루의 빈 시간에 운동을 한다.

하루에 일정한 운동 시간을 낼 수 없다는 사람은 시간을 쪼개 짧은 시간 운동을 여러 번 하면 하루에 상당한 운동량이 된다. 3분이라도 좋으니 빈 시간이 생기면 몸을 움직여보자. 비결은 앉아서 보

운동하느라 일정한 시간을 못 잡으신 분이나 운동을 잘 못하는 사람들은 일상생활의 동작을 운동으로 바꿔보는 것도 훌륭한 방법이다. 유산소 운동이나 레지스탕스 운동과 같은 효과를 얻을 수 있는 움직임이 일상생활 속에 많이 있다.

- 빨리 걷기
- 자전거로 통근
- 한 정거장 앞 역이나 정류장에서 하차하여 걷기
- 엘리베이터나 에스컬레이터가 아닌 계단을 이용하는 방법
- 걸어서 쇼핑하러 가기
- 창문 닦기나 목욕 청소 등을 하기
- 세탁이나 청소기 안에 무릎 굽히기 운동을 하기
- 텔레비전을 보면서 근육 트레이닝, 스트레칭을 하기

　갑자기 큰 목표를 세워 버리면 좀처럼 달성하지 못하고 포기해 버릴 가능성이 있다. 계속할 수 있는 것이 중요하기 때문에 자신이 할 수 있다고 생각한 운동부터 시작해 본다.

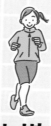

당뇨병에
변비가 생기는 원인은?

당뇨 변비는 서로 연관되어 발생할 수 있다. **고혈당 상태인 당뇨는 신체 내부의 신경 손상과 장운동 조절에 영향을 주어 변비가 생길 수 있다. 변비는 당뇨의 관리를 어렵게 만들 수 있다. 변비로 인해 식이 조절이 어렵고 고혈당 상태를 유지 시킬 수 있다.**

 이처럼 변비는 각각의 다른 원인과 상호 연관된 원인들로 인해 발생할 수 있다. 이를 이해하고 적절한 관리와 예방을 통해 건강을 유지하는 것이 중요하다.

당뇨 환자의 변비를 해결할 수 있는 방법

 식이요법 조절은 당뇨 변비 모두에 중요한 역할을 한다. 당뇨 관리를 위해서는 탄수화물과 설탕 섭취를 조절하고, 식이 섬유가 풍부한 과일, 채소, 통곡류를 섭취하는 것이 좋다. 변비 예방을 위해서는 물을 많이 마시고 식이 섬유 함유량이 높은 식품을 섭취해야 한다.

 규칙적인 운동은 당뇨 환자의 변비 관리에 큰 도움을 준다. **유산소 운동은 혈당 조절에 도움을 주며, 장 운동을 촉진 시켜 변비 예방에도 효과적 이다.** 일상적인 활동을 늘리고, 적절한 운동 프로그램을 수행하는 것이 좋다.

 충분한 수분 섭취는 변비 예방에 중요하다. 하루에 최소 8잔의 물 을 마시고, 각 식사와 함께 물을 섭취하는 것이 좋다.

혈당을 쑥 내리는 근력운동

작은 물병이나 아령을 들고 양팔을 편 채로
옆으로 어깨높이까지 들어 올렸다가 천천히 내린다.

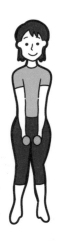 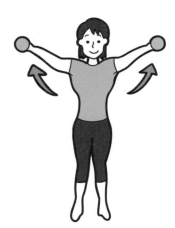

혈당을 쏙 내리는 근력운동

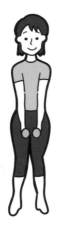 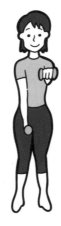

손등을 위로 향하게 하고 한 팔을
어깨높이까지 들어 올렸다가 천천히 내린다.
양팔을 번갈아 실시한다.

다리를 수직으로 굽히고
양팔을 옆으로 편 채 어깨높이까지 올렸다가
천천히 내린다.

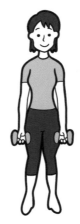 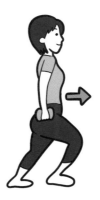

혈당을 쑥 내리는 근력운동

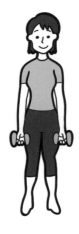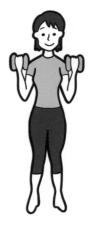

양팔을 자연스럽게 내린 상태에서
턱 아래가지 들어 올렸다가 천천히 내린다.

다리를 앞뒤로 넓게 벌린 후
아령을 쥐고 있는 팔을 천천히 앞과 뒤로
접었다를 반복한다.

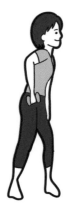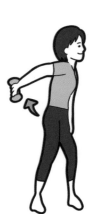

혈당을 쏙 내리는 근력운동

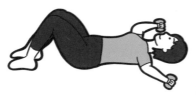

누워서 양손을 어깨선에 맞추어 벌린 후
가슴 앞쪽으로 올렸다가 천천히 내린다.

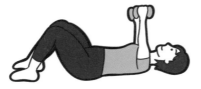

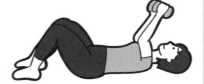

양손을 어깨넓이로 벌리고 천천히 머리위쪽
으로 올렸다가 원위치로 내린다.

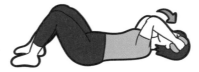

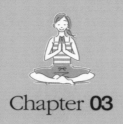

Chapter 03

당뇨병
운동 안 하면 어떻게 될
까?

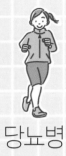

당뇨병

운동 안 하면 어떻게 될까?

앞서 설명한 바와 같이 운동을 하면

• 혈액 속의 포도당이 세포나 근육에 흡수되어 혈당이 저하된다.
• 인슐린의 효과(인슐린 저항성)가 개선된다.
• 비만 해소와 예방으로 이어된다.
• 스트레스가 해소된다.
• 심폐 기능이 향상된다.
• 고혈압과 이상지질혈증의 개선으로 이어된다.
• 운동 기능이 향상된다.
• 등의 효과를 얻을 수 있다.

운동을 하지 않으면 이러한 효과를 얻을 수 없고 당뇨병이 진행된다. 당뇨병이 진행되면 생명의 위기와 관련된 합병증을 일으킬 수 있다. 당뇨병의 합병증으로 신경 장애와 망막증, 신증의 3대 합병증과 동맥 경화가 있다.

당뇨병으로 오는 대표적인 3대 합병증

당뇨병에는 '당뇨병 신경장애' '당뇨병 망막증' '당뇨병 신증' 의 3대 합병증이 있다. 당뇨병으로 인해 고혈당 상태가 지속되면 가늘고 약한 모세혈관이 손상된다. 특히 망막과 신장, 손발에는 모세혈관이 모여 있어 합병증을 일으킬 가능성이 높다. 당뇨병의 이병 기간이 길수록 발병하기 쉬워진다.

당뇨병신경병증

손끝이나 발끝, 발바닥의 통증이나 저림, 마비 등이 발생하다. 이외에도 어지러움이나 발한 장애, 설사, 변비, 배뇨 장애, 발기 장애 등의 증상이 나타나는 것이 특징이다.

감각이 둔해지기 때문에 다리의 상처를 모르고 방치하면 괴저가되어 다리를 절단할 가능성도 적지 않다. 그렇기 때문에 다리에 이상이 없는지 매일 관찰한다.

당뇨망막병증

망막 내 혈관에 장애가 발생하여 시력이 저하된다. 진행되면 실명되는 질환이다.

망막 병증이 중증화 될 때까지 시력 저하 등의 자각 증상이 나오지 않는 것으로 알려져 있다. 따라서 당뇨병에 걸리면 1년에 한 번은 안과에서 망막 병증 검사를 받도록 하다. 망막병증을 조기 발견하고 적절한 치료를 받으면 실명하는 것을 방지할 수 있다.

당뇨병 신증

신장은 혈액을 여과하여 노폐물을 소변으로 몸에서 배설하는 기능이 있는 장기이다. 당뇨병 신증이 되고, 신기능이 저하되면 부종이나 피로, 빈혈 등의 증상이 나타납니다. 점점 신장 기능이 저하되어 몸에서 노폐물을 배설할 수 없게 되면 인공 투석이 필요하다. **인공 투석 환자의 원인 1위가 당뇨병 신증**이다.

동맥 경화

동맥경화는 동맥의 혈관이 단단해지는 것이다.

당뇨병으로 인해 고혈당이 계속되면 혈액이 질퍽거리고 혈관이 손상되어 막히기 쉬워진다. 혈관이 손상되고 염증이 생기면 콜레스테롤이 쌓이면서 혈관에 덩어리가 생깁니다. 덩어리에 의해 혈관 벽이 두꺼워지거나 딱딱해지거나 해서 동맥 경화가 일어나는 것이다. 혈관에 생긴 덩어리에 의해 혈관이 막히면 심근 경색이나 협심증, 뇌경색 등이 발병하다. 특히 제2형 당뇨병인 분들은 고혈압이나 비만 등 동맥경화의 원인이 되는 인자를 여러 개 가지고 있는 경우가 많다. 따라서 동맥경화가 원인이 되는 질병(심근경색이나 뇌경색 등)이 되기 쉽다.

또한 당뇨병 신경 장애의 영향으로 통증을 덜 느끼게 되면 협심증이나 심근 경색의 증상을 깨닫지 못하고 발견이 늦어지게 된다. 발견이 늦어지면 생명의 위기에 관련되므로 조기 발견하여 치료하는 것이 중요하다. 조기 발견을 위해 정기적으로 의료 기관에서 진찰을 받도록 한다.

당뇨병이 진행되면 생명에 위협이 되는 중대한 질병이 될 수 있다. 그렇게 되지 않기 위해서라도 운동이나 식사 등에서 생활 습관을 관리해야 한다. 그러나 당뇨병 환자 중에는 운동을 금기시하는 사람도 있다. 당뇨병의 종류나 진행상태, 합병증의 종류 등을 잘 이해하고 운동을 시작할 때도 한번 의사와 확인하는 것이 중요하다고 할 수 있을 것이다.

운동이 금기가 되는 것은?

당뇨병에는 운동이 효과적이지만, 운동을 하지 않는 것이 좋은 경우가 있다.

- 신장 기능이 저하되어 있다
- 혈당치가 높다
- 관절과 근육의 통증이 강하다
- 합병증이 진행되고 있다
- 뼈와 관절에 병이 있다
- 심장병이나 폐병이 있다
- 감염증이 있다
- 발가락이나 손톱의 변형, 괴저가 있다

 상기 이외에도 운동을 제한할 수 있다. 운동 요법을 시작하기 전에 의료 검사를 받고 의사나 물리 치료사의 지시에 따라 한다.

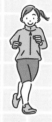

당뇨병에 대한

운동의 효과와 장점은

무엇일까?

당뇨병의 합병증의 확인

당뇨병은 심장, 신장, 눈 등의 혈관을 막히게 하는 등 전신의 모든 곳에 합병증을 일으키는 질병이다. 이미 어떠한 합병증이 발생한 경우에는 운동이 오히려 악영향을 미칠 가능성도 생각할 수 있다. 또, 이러한 합병증은 통증등도 없이 조용히 진행되어, 중요하게 되어 비로소 합병증의 존재를 깨닫는 일도 드물지 않다.

몸 상태에 맞게

컨디션이 좋지 않을 때 운동을 하면 오히려 악영향을 미칠 수도 있다.

• 일상적인 혈압이나 맥박 등을 측정하여 평소와 크게 다르지 않다.

- 수면 부족은 없다.
- 평소와 달리 위화감은 없다.
- 무릎이나 허리 등의 관절에 위화감은 없다.

매일 자신의 건강 체크를 실시해 주고, 컨디션이 좋지 않을 때는 운동량을 줄이거나, 운동을 중지하고 몸을 쉬는 것에 전념하는 등, 무리를 하지 않는 것도 중요하다.

운도중에 저혈당 대처 방법은?

포도당을 휴대하고 운동하러 나가야 한다. 걷기 등 30분 정도 지속적으로 실시할 수 있는 유산소성 운동(전신 운동)에 더해, 스쿼트 등, 몸의 큰 근육을 단련하는 레지스탕스 트레이닝의 실시도 추천하다. 근력이 향상되면 운동이 편해질 뿐만 아니라 더 큰 동작, 더 에너지를 소비하는 동작을 할 수 있게 된다.

약과 운동의 상승효과에 의해 운동 후에 저혈당이 발생할 가능성이 있다.

저혈당 대책으로서는 주로 2가지이다.

①식전 운동은 삼간다(가능한 식후 운동을 권장한다)

②저혈당 증상이 나타났을 때의 대처법으로 포도당을 휴대해 둔다.(또는 포도당이 함유된 주스 150~200mL라도 상관없다)

의식이 있는 경우

 저혈당의 증상으로는 아래에 언급하는 것이 주된 증상이 되므로, 만일 증상이 나타났을 때는 포도당(10g 정도)을 섭취하여 증상이 개선되기를 기다린다. 증상이 개선되지 않을 것 같으면 추가로 포도당을 10g 섭취하고 그래도 악화될 것 같으면 망설이지 말고 주위에 도움을 청한다. 의식이 없어질 것 같은 경우에는 구급차를 불러 줘야 한다.

• 하품, 현기증, 나른함
• 두근거림, 식은땀
• 의식 소실

의식이 몽롱해져 나 혼자 대응하고 있지 않을 때

망설이지 말고 주위에 도움을 청한다. 의식이 없어질 것 같은 경우에는 구급차를 불러 달라고 한다.

식후 혈당 변동으로 생각하는 효과적인 운동을 하는 타이밍

운동 타이밍은 식후를 추천한다.
아래 그래프처럼 혈당은 식후에 상승하고 시간이 지나면 내려간다. 식후에 상승한 혈당치는 인슐린의 작용에 의해 저하되지만, 당뇨병에서는 인슐린의 기능이 저하하고 있기 때문에 혈당치의

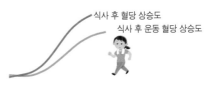

식사 후 혈당 상승도
식사 후 운동 혈당 상승도

피크(최대치)가 높아지기 쉽고, 또 좀처럼 내려오지 않는 상황이 계속된다.

혈당치의 변동

위 그림과 같이 식후 혈당치가 상승하고 있는 시간대에 운동을 실시함으로써 혈당치의 피크(최대치)를 작게 하거나 혈당치의 저하를 재촉하는 것을 기대할 수 있다.

혈당치는 식후 바로 올라오기 때문에 운동을 실시하는 타이밍으로는 식사를 시작한 후 30~1시간 이내에 운동을 시작하는 것이 좋지만, 식후 바로 운동으로 배가 아프기 쉬운 사람은 무리하지 말고 실시시간 조정을 해줘야 한다.

운동을 금지하거나 제한하는 것이 좋은 상황

당뇨병이 있는 분은 운동을 시작하기 전에 주치의와 상담을 하는

것이 좋다. 합병증을 가지고 있는 사람이나 혈당 조절이 불충분한 분은 운동을 삼가는 것이 좋을 때가 있다.

운동을 금지 또는 제한하는 것이 좋은 상황

- 혈당치가 높을 때 공복 시 혈당 250mg/dL
- 탈수가 있을 때 케토시스(급성합병증은 없음)
- 감염증이 있을 때
- 자율신경장애가 진행되고 있을 때
- 망막증이 진행되고 있을 때, 안저출혈이 있을 때
- 신장 질환이 진행되고 있을 때
- 다리에 진행된 궤양, 괴저가 있을 때
- 중한 심장병(심근경색 등), 폐의 병이 있을 때
- 뼈, 관절 질환이 있는 사람

참고로 위 사항에 해당하는 사람들도 상태나 시기에 따라 할 수 있는 운동이 있다. 일상생활의 신체활동량을 가능한 한 저하시키지 않도록 하다.

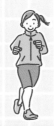

혈당이
잘 떨어지지 않는 사람들의
식전운동이
도움이 되는 이유는?

혈당대사에 어려움이 있을 때는 무조건 식후의 운동은 필수이다.
식후에 혈관으로 들어오는 당을 효과적으로 소모하지 못하면 고혈
당이 되기 때문이라는 당연한 이유 때문인데 실제로 덕을 많이 본
사람들도 있다.

식전 운동이 도움이 되는 사람들의 경우의 이유는 근육에는
GLUT-1과 GLUT-4라고 불리 우는 두 가지 형태의 글루코스 운반
단백질(Glucose transporter proteins)이 존재한다. 인슐린은 근육세
포의 안쪽에서부터 바깥쪽 막으로까지 GLUT-4가 자리이동을 하
게 함으로서 근육세포 내로 글루코스 운반을 증가시키도록 한다.
당뇨병환자에서는 GLUT-4의 자리이동을 방해하는 세포내 신호체
계가 붕괴된 것으로 생각되고 있고, 트레이닝이 GLUT-4 글루코스
운반자의 수와 활성을 증가시킴으로서 이러한 과정에 효과가 있
는 것으로 생각이 된다.

운동의 생리와 관련된 혈당의 변화

운동 중 인슐린의 분비량은 감소하지만 세포의 인슐린민감도가 증가하게 되고 근수축 작용이 인슐린과 같은 작용을 하기 때문에 혈중 글루코스를 사용하여 에너지를 충족하게 된다. 인슐린의 민감도가 떨어져 있는 당뇨환자의 경우, 근수축 작용에 의한 글루코스 흡수 효과는 혈중 글루코스의 사용을 높이는데 일조하게 된다. 다시 말해, 트레이닝을 통해 인슐린의 민감도가 개선되면 운동으로 인해 글루코스의 조절능력이 향상되게 되는 것이다

운동의 생리와 관련된 혈당의 변화

다르게 이야기 하면 식전 운동을 하면 인슐린의 민감도가 증가하게 되고 증가한 민감도는 식후 혈당조절에 영향을 주게 되는 이유가 된다. **약을 복용하는 사람은 위험할 수 있으니 약을 먹지 않고 식이요법과 운동요법을 하는 사람들은 식전 운동을 해보는 것도 도움**이 많이 되리라 생각된다. 강도는 중강도로 심박을 꽤 올려줘야 효과가 극대화 된다. 오래 보다는 짧더라도 강렬하게 한번 해보는 것이 좋겠다는 생각이다.

식전운동을 해본 사람들의 이야기는 공복운동이 체중 조절에는 큰

영향이 없지만 **인슐린 저항성이 개선됐고 혈류 중에 포도당을 근육으로 이동시키는 단백질을 비롯해서 중요한 역할을 하는 단백질을 현저하게 증가시켰다. 식전 운동을 하고 안하고가 차이가 저의 경우에는 식후 혈당 10~20까지 차이가 난다고 한다.**

식전 운동은 글리코겐 로딩을 통해 식후 피속으로 들어오는 당을 소모해주고, 인슐린을 활성화 하고 포도당을 근육으로 이동시키는 단백질의 양을 증가시켜 준다.

안 할 이유가 없다. 식전운동 이거 제대로 해주면 식후에 혈당이 엄청 여유가 있다.

식사전에
혈당을 쑥 내리는 근력운동

혈당관리가 어려운 사람들을 위한 식사 전 운동

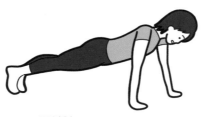

푸시업
어깨너비보다 살짝 넓게 바닥을 짚고 팔과 무릎을 곧게 편다.

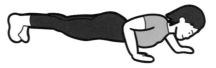

몸 전체가 곧게 펴지도록 복부에 힘을 준 채 팔을 구부려 가슴을 천천히 내린다.

팔굽혀펴기는 아무런 운동 기구 없이도, 장소에 제한을 받지 않고, 근력 운동을 막 시작한 초심자나, 여성, 심지어 중장년층도 별 부담없이 할 수가 있는 최고의 근력운동 중 하나이다.

식사전에
혈당을 쏙 내리는 근력운동

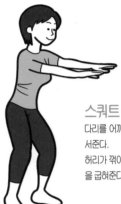

스쿼트

다리를 어깨 넓이로 벌려준다. 이 때 발끝은 살짝 바깥쪽을 향하게
서준다.
허리가 꺾이지 않도록 중립을 유지한 뒤 고관절을 접어준 다음 무릎
을 굽혀준다.

엉덩이를 뒤로 뺀다는 생각으로 앉아 준다. (허리가 말리지
않도록 복압을 잡고 있어야 한다)

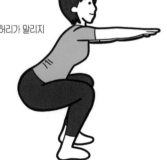

스쿼트 주의사항

무릎이 너무 앞으로 나가지 않도록 주의한다.
요추가 과신전 되거나 말리지 않도록 중립을 유지해야 한다.
앉는 자세에서 고관절을 사용해주셔야 무릎과 허리의 부상을 방지할 수 있다.

푸쉬업 20개씩 3세트
스쿼트 30개씩 3세트를 한다.

이 정도만 해도 혈당에 충분한 효과를 본다.

그런데 한 가지 신경 쓰이는 건 푸쉬업은 정말 마지막세트에는 아예 털려서 몸이 안 올라올 때까지 천천히 해주고 스쿼트의 경우에는 엉덩이와 허벅지 뒷쪽 근육을 주로 써서 뻐근하도록 집중한다. 둔근과 허벅지 뒤쪽 근육을 써줘야 스쿼트로 인한 관절 통증이 없다.

당뇨인은 커피를 마셔도 되나요?

결론적으로 원두커피는 혈당과 무관하며, 1일 2~3잔 이내에서 마셔도 상관없다.

그러나 흔히 믹스커피라고 부르는 설탕 프림 커피의 경우에는 1봉지에 10~15g 정도의 당질이 포함되어있으므로 식사 후 입가심으로 마시게 되면 식후혈당 상승을 초래 할 수 있다. 또한 단순당인 설탕이 포함되어 있으므로 습관적으로 자주 마시게 되면 췌장 건강에 부담을 줄 수 있다.

Q & A
당뇨병에 대한 당신의 궁금증은 무엇입니까?

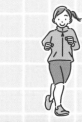

운동량의 기준은
어느 정도 해야 될까

당뇨병의 치료에 있어서 **운동요법은 식사요법과 약물요법에 버금가는 중요한 치료법**이다. 적절한 운동을 일상생활에 도입함으로써 골격근이 당을 흡수하기 쉬워지고 혈당 관리가 쉬워진다.

운동 요법은 1주일에 몇 번 실시하는 것이 좋을까?

운동 요법은 매일 계속하는 것이 이상적이지만 꼭 매일이 아니어도 상관없다. 걷기, 조깅, 수영 등 전신 근육을 움직이는 중등도의 **유산소 운동을 최소 주 3회 이상 실시**하다. **운동하지 않는 날이 2일 이상 지속되지 않도록 한다. 1회 운동시간은 20~60분이며, 일주일에 150분 이상 실시**한다.

스쿼트, 덤벨, 팔굽혀펴기, 복근 등 근육에 부하를 가하는 **레지스탕스 운동은 일주일에 2~3회** 근육을 쉴 수 있는 날을 고려하여 연일 되지 않도록 실시하다. **같은 날에 두 운동을 조합해서 하는 것이 좋다.**

유산소 운동을 할 때 1분 동안의 심박수는 얼마나 될까?

 운동 강도가 올라가면 심박수도 올라가기 때문에 심박수가 운동 강도의 기준이 된다. 중등도 운동이란 최대 심박수의 50~60%로 알려져 있는데, 최대 심박수는 간이적으로 220 - 나이(220에서 나이를 뺀 숫자)로 추정할 수 있다. 예를 들면 50세라면 최대 심박수는 170박이고 그 50~60%라고 하면 운동 시 적정 심박수는 75~102박이 된다. 일반적으로는 50세 미만에서 1분에 100~120박, 50세 이후에는 1분에 100박 이내를 기준으로 하다. 체감으로 하면 '편하다' ~ '약간 편하다' 정도로, 익숙해지면 '약간 힘들다' 가 기준이 된다.

운동 요법은 언제 실시하는 것이 좋을까?

 운동에는 혈액 속의 포도당이나 지방산을 소비하여 신속하게 혈당을 저하시키는 급성 효과가 있다. 식후에는 혈당이 상승하기 쉽기 때문에 식후 1~2시간 동안 운동하는 것이 가장 효과적이다. 또한 인슐린이나 설포닐 요소 등의 약제를 사용하고 있는 사람은 식전이나 공복 시에 운동하면 저혈당을 일으킬 수 있으므로 주의가 필요하다. 운동이 혈당 관리를 개선하는 메커니즘은 급성 효과 외에도 여러 가지가 있다. 식후에 시간을 낼 수 없는 경우에도 자신의 생활 스타일에 맞춰 꾸준히 운동하도록 유의하는 것이 중요하다.

운동할 시간이 없는 사람이 단시간에는 효과 있는 운동법은?

몸을 움직이도록 유의하는 것은 비만 예방과 예후 개선에 효과적이다. 일상생활에서 앉아 있는 시간이 길수록 사망률이 높고 심혈관 질환 위험이 증가한다는 데이터가 있다. 사무실은 30분 간격으로 3분간 가벼운 유산소 운동을 실시하면 식후 고혈당이 개선된다. 바쁜 일상 속에서도 자신이 할 수 있는 일부터 한 걸음씩 생활습관을 바꿔 나가도록 한다.

인슐린 요법을 하고 있는 경우, 운동 전후의 인슐린 양은 조절할 필요가 있을까?

인슐린 요법을 하고 있는 당뇨병이 있는 분들은 운동의 타이밍과 강도에 맞춰 인슐린의 감량과 보충식이 필요한 경우가 있다. 운동하기 전에 초속효형 인슐린의 감량, 그리고 운동요법의 효과는 약 48시간 지속되기 때문에 기초 인슐린의 감량이 필요한 경우도 있다. 운동량이나 인슐린의 양은 한 사람 한 사람이 다르다. 자가 혈당 측정이나 지속 당 농도 측정의 데이터를 사용하면서 구체적인 조정법을 주치의에게 상담한다.

레지스탕스 운동은 시설에 있는 기계나 덤벨 등의 기구나 도구

가 필요할까?

꼭 도구가 필요하지는 않다. 자신의 체중이 부하가 되는 스쿼트나 물을 넣은 페트병을 덤벨 대신 활용할 수 있다. 실제로는 상체와 하체 근육 운동을 포함한 8~10가지 레지스탕스 운동을 한다. 처음에는 10~15회 반복하는 정도로 1세트부터 시작해 서서히 부하와 세트 수도 늘린다. 실내에서도 할 수 있고, 근육량을 증가하고 증강할 수 있기 때문에 고령화 사회에 있어서 중요한 운동 양식이라고 생각되고 있다.

운동을 제한하는 것은 어떤 경우일까?

운동요법을 시작하기 전에는 의료 검사가 필요하다. 예를 들어 혈당관리가 극단적으로 잘 되지 않을 때(공복시 혈당치 250mg/dL 이상, 소변 케톤체 중등도 이상 양성), 당뇨병 망막병증으로 신생혈관이 보일 때, 신기능이 현저하게 저하되어 있을 때, 고도의 자율신경장애가 있을 때, 심장질환이나 심폐기능에 장애가 있을 때, 족괴저가 있을 때, 뼈나 관절에 장애가 있을 때는 주의가 필요하다. 운동량 및 운동의 종류에 대해 주치의와 상담을 해 보도록 한다.

무릎이나 허리의 통증이 있는 경우, 어떤 대처를 하면 좋을까?

무릎이나 허리 통증이 있을 때는 무리하게 움직여서는 안 된다. 우선 주치의나 정형외과 의사와 상담을 해 보시기 바랍니다. 상황에 따라서는 스트레칭과 관절을 강화하는 레지스탕스 운동이 권장될 수도 있다. 통증이 있어서 운동을 못하면 잠만 자면 안 돼요. 앉아서 할 수 있는 라디오 체조에 도전하거나 우편함을 보러 가기, 창문을 열고 공기교체를 하는 등 일상의 사소한 일로 무리 없이 생활활동을 늘리도록 한다.

운동은 제2형 당뇨병 예방에도 효과가 있을까?

유산소 운동도 레지스탕스 운동도 제2형 당뇨병의 발병 예방에 효과적이며, 특히 조합하여 실시하면 더욱 예방 효과가 높아진다. 또한, 앉아 있는 시간을 줄이고 일상 활동량을 늘리는 것만으로도 제2형 당뇨병의 예방이 되므로 적극적으로 몸을 움직이도록 하다. **유산소 운동과 레지스탕스 운동을 병용하여 실시하면 혈당치의 개선이나 합병증의 예방으로 이어진다.** 내가 할 수 있는 운동, 좋아하는 운동을 하나라도 더 찾아서 오래 계속한다.

운동요법은 당뇨병 관리 시에 식사요법이나 약물요법과 함께 반드시 필요하다. 당뇨병 환자가 운동을 하면 인슐린 요구량이 감소되고 효과적으로 이용되므로 적절한 혈당을 유지하는데 도움을 준다.

요일별로 하는
혈당을 쏙 내려주는 운동

월요일에 하는 스트레칭

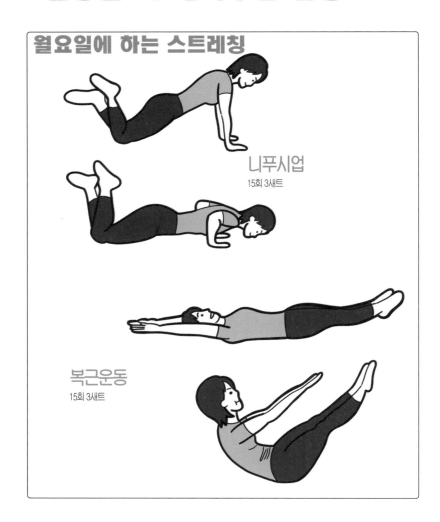

니푸시업

15회 3새트

복근운동

15회 3새트

요일별로 하는
혈당을 쑥 내려주는 운동

화요일에 하는 상체운동

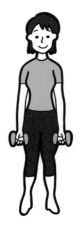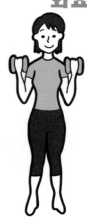

근력운동
30회 3세트

근력운동
30회 3세트

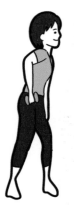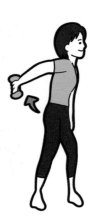

요일별로 하는
혈당을 쏙 내려주는 운동

수요일에 하는 하체운동

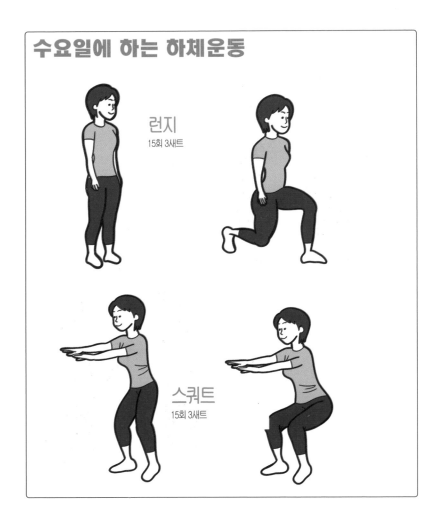

런지
15회 3세트

스쿼트
15회 3세트

요일별로 하는
혈당을 쑥 내려주는 운동

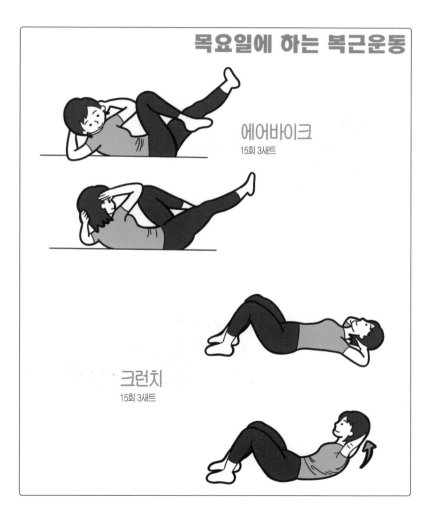

목요일에 하는 복근운동

에어바이크
15회 3세트

크런치
15회 3세트

요일별로 하는
혈당을 쏙 내려주는 운동

금요일에 하는 코어운동

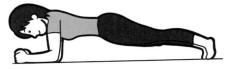

플랭크

30초 3세트

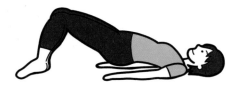

브릿지

30초 3세트

Chapter 04

혈당이 쑥 내려가는
당뇨병에
꼭 해야 할 운동은
무엇이 있을까?

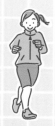

혈당이 쑥 내려가는
당뇨병에 꼭 해야 할 운동은
무엇이 있을까?

운동에는 유산소 운동과 무산소 운동 두 가지가 있다. 유산소 운동은 수영, 사이클링, 조깅과 같이 주요 근육을 반복적으로 수축하는 운동으로, 근육활동에 산소를 필요로 한다. **유산소 운동은 혈당 조절과 심장순환계 기능에 좋은 운동이다.** 무산소 운동은 계속적인 산소공급이 필요 없는 운동으로, 근육은 보강시켜 주나 혈당조절에는 많은 도움은 되지 않는다. 한편 과도한 무산소 운동은 혈압을 올리거나, 심장에 부담을 줄 수 있으므로 당뇨병 환자나 심장순환계 질환이 있는 경우에는 피하는 것이 좋다. 운동으로 최대 효과를 얻기 위해서는 낮은 강도의 운동을 오랜 시간 동안 하는 것이 중요하며, **운동 지속시간은 20~60분 정도가 적당하다. 모든 운동은 5~10분 동안의 준비운동과 마무리 운동이 동반되어야 한다.** 원하는 정도의 운동 적응 상태에 도달하기 위해서는 운동을 주당 3~5회 실시해야 한다. 운동에 의한 효과는 3일 이상 지속되지 않으므로, 최소 이틀에 한번 정도는 운동을 해야 한다. 비만형 환자의 경우 운동, 식사요법 등을 함께 하는 것이 효과적이다. 운동 지속 시간이 증가할수록 더 많은 지방이 에너지원으로 사용되게 되므로, 체중감소에 효과가 있다. 그러므로 혈당조절과 함께 체중감소를 목적으로 할 경우, 일주일 5회 이상, 1회 45분 이상 운동하는 것을 권장한다. 혈당이 높은 제1형 당뇨병 환자에서는 운동이 혈당조절을 악화시킬 수 있으므로 혈당을 조절하기 위해서는 피하는 것이 좋고, 혈당이 정상인 경우에도 격렬한 운동은 혈당을 높일 수 있으므로 주의하도록 한다.

100kcal 소모하는 운동과 시간

운동의종류	남(평균체중:66KG)	여(평균체중:53KG)
천천히 걷기	33분	44분
보통 걷기	27분	36분
자전거 타기	23분	31분
계단내려가기	21분	28분
계단오르내리기	15분	20분
계단오르기	11분	15분
하이킹(평지)	21분	28분
(하이킹산지)	15분	21분
배드민턴	12분	16분
조깅 (120m/분)	12분	16분
등산(평균)	12분	16분

준비 필수 운동

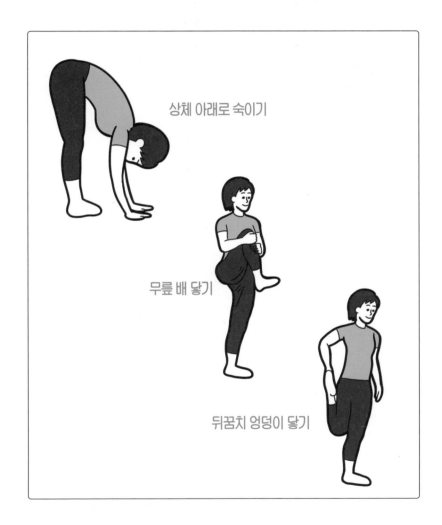

상체 아래로 숙이기

무릎 배 닿기

뒤꿈치 엉덩이 닿기

준비 필수 운동

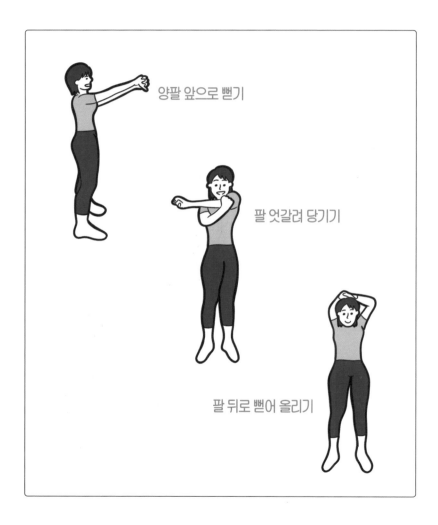

양팔 앞으로 뻗기

팔 엇갈려 당기기

팔 뒤로 뻗어 올리기

준비 필수 운동

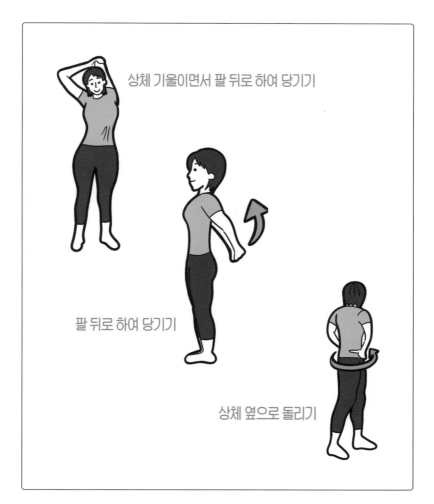

상체 기울이면서 팔 뒤로 하여 당기기

팔 뒤로 하여 당기기

상체 옆으로 돌리기

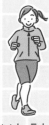

당뇨병 환자가
운동할 때 **꼭 알아야 하는 것**들

첫째, 운동을 시작하기 전에 심폐 기능을 확인하고, 자기 몸에 맞는 운동량을 정한다.

둘째, **혈당치가 너무 높거나 케톤이 나오는 경우는 혈당치가 250mg/dl 이하로 떨어지고 나서 운동을 시작하는 것이 좋다.**

셋째, 일반적으로 아침 식전에 운동을 권하는 경우가 많은데, 몸 상태와 본인과 맞는지 확인이 중요하다.

넷째, 경구 혈당 강하제나 인슐린을 쓰는 환자들은 약물의 양을 줄여야 한다. 인슐린 투여는 적어도 운동 1시간 전에 해야 한다.

다섯째, 언제나 저혈당에 대비하여 사탕이나 당분이 든 음식을 지니고 다녀야 한다.

여섯째, 당뇨병 환자 중에 특히 비만한 사람은 식사량을 줄이면서 운동을 해야 한다. 하루 운동으로 연소시켜야 할 칼로리를 대략 살펴보면 고령자로 합병증의 염려가 없을 때는 80~60kcal, 비만형 당뇨병으로 식사 요법을 하는 사람은 160~320kcal이다.

일곱째, 단시간 강한 운동은 혈당이 급증하고 케톤이 생길 우려가 있으므로 삼가야 한다. 너무 장시간 운동을 하면 저혈당에 빠지기 쉬우므로 또한 주의한다. 준비 운동을 포함해 운동 시간이 한 시간을 넘으면 오히려 해로울 수 있다.

　여덟째, 운동 후에 발을 세밀히 살피는 등의 주의가 필요하다. 혈당 조절이 잘 안되는 경우 발의 작은 상처도 궤양이 되고 잘못 치료하면 절단해야 하는 경우도 생긴다. 신발은 공기가 잘 통하는 면이나 모로 된 양말과 통기성이 좋고 넉넉한 것을 신도록 한다. 평소에도 양말을 신어 발을 따뜻하게 유지하고, 발톱은 따뜻한 물에 담가서 연해진 후에 똑바로 가로 질러 깎아 모서리는 깍지 않도록 하며, 발을 자주 마사지해 주어 혈액 순환을 돕는 등 발 관리가 아주 중요하다.

　아홉째, 처음엔 앉아서 각 관절을 늘려 주는 단순한 스트레칭 동작을 하고, 자신이 생기면 가까운 야산을 1시간 정도 산책하면서 차츰 강도를 늘린다.

　열번째, 당뇨 환자는 각 관절이 굳어 있기 쉬우므로 스트레칭 운동을 해 주는 것도 증세를 호전시키는 데 도움을 준다. 따라서 언제 어디서나 할 수 있는 스트레칭 체조 정도는 익혀 둔다.

당뇨병 운동에서 스트레칭이란?

스트레칭이란?

근육을 늘림으로 해서 근육의 긴장을 완화시키고 동작의 범위를 넓혀주는 것이다. 운동전에 실시하는 **스트레칭은 운동시에 상해를 예방해주고 운동 후에 스트레칭은 피로회복에 도움을 준다.**

효과적인 스트레칭 방법

- 스트레칭은 안정되게 천천히 이루어져야 한다.
- 스트레칭은 통증을 느끼지 않는 범위에서 실시하다.
- 알맞게 스트레칭된 자세로 10~15초간 머물러야 한다.
- 동작은 균형을 이루도록 좌, 우 그리고 상, 하 고르게 해주어야 한다. 알맞게 스트레칭된 자세로 10~15초간 머물러야 한다.

당뇨병에서의 근력운동

근육의 양과 힘을 키워주어 혈당이 근육에서 에너지로 소비가 잘 될 수 있도록 도와준다. 아령(0.5~3kg) 또는 밴드 운동을 주 3회 한다.

근력운동이란?

근력과 근지구력은 무리함과 피곤함 없이 밀고, 당기고, 들고, 옮기는 등 일상생활에 필요한 풍요한 체력요소이다. 근력운동은 나이가 들어감에 따라 점차 약해지는 근력을 유지시켜 주는 역할을 한다. 또한 **근력이 향상되면 인슐린 감수성이 증진되어 혈당조절에도 효과적으로 작용한다.**

효과적인 근력운동 방법

운동 시 적절한 중량은 0.5~3kg인데 근력이 향상됨에 따라 점차적으로 증가시키는 것이 좋다. 하나의 동작은 8~16회를 하며, 2회 정도 반복하면 효과적이다. 각 세트사이 휴식시간은 10~20초가 적당하며 일주일에 2~3회 실시하면 효과적이다.

호흡은 자연스럽게 하면서 동작은 가능한 천천히 해준다.

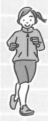

혈당을 쑥 내리는

집에서 집중적으로 하는

당뇨병 운동

크로스 크런치

집에서 하는 운동으로 좋다. 스트레칭 겸해서 땀이 날 정도로 해주는 것
이 혈당을 내리는데 좋다.

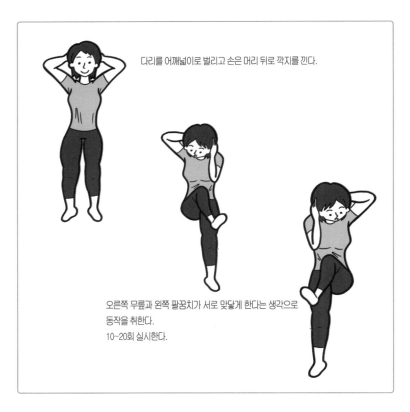

다리를 어깨넓이로 벌리고 손은 머리 뒤로 깍지를 낀다.

오른쪽 무릎과 왼쪽 팔꿈치가 서로 맞닿게 한다는 생각으로
동작을 취한다.
10~20회 실시한다.

빠르게 걷기

당뇨에 좋은 운동으로 빠르게 걷기가 있다. 땀이 날 정도로 빠르게 걷기를 해줘야 혈당을 낮출 수 있다. 식사를 하고 30분 뒤부터 빠르게 걷기를 한다. 밖에서 빠르게 걷기를 하는 것이 어려우면 집에서도 걷기 운동을 할 수가 있다.

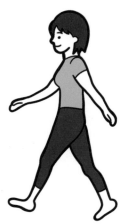

제자리에서 걷듯이 팔을 흔들면서 90도 각도가 되도록 다리를 올린다.
반대쪽 다리를 걷듯이 올린다.
1초에 1~2회 정도의 속도로 30회 정도 3세트를 해준다.

스쿼트

대표적인 당뇨병에 효과적인 운동으로 맨몸 스쿼트가 있다. 맨몸 스쿼트는 허벅지 근육을 만드는데 도움이 되고 식후 혈당을 관리하는데 좋은 운동이다. 맨몸 스쿼트는 빠르게 혈당을 떨어뜨리고 당뇨 합병증을 예방하는 효과가 있다

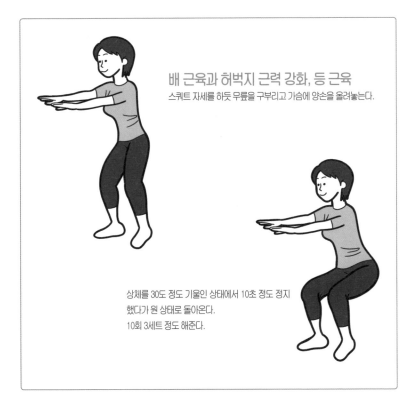

배 근육과 허벅지 근력 강화, 등 근육
스쿼트 자세를 하듯 무릎을 구부리고 가슴에 양손을 올려놓는다.

상체를 30도 정도 기울인 상태에서 10초 정도 정지했다가 원 상태로 돌아온다.
10회 3세트 정도 해준다.

크런치

운동 난이도 초급으로 운동 부위는 복부근력을 키워주는 당뇨 운동에
좋은 운동이다.

바닥에 누워 무릎을 구부리고 발이 바닥과 떨어지지 않도록 한다.

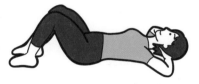

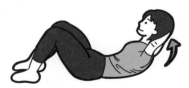

양손을 귀에 대고 복부에 힘을 주면서 고개를 살짝 든다.
어깨가 바닥에서 약 10cm 떨어지도록 등을 둥글게 구부리면서 상복부를 수축한다.
상복부의 긴장을 느끼면서 천천히 몸통을 바닥으로 눕힌다.이때 머리가 완전히 바닥
에 닿지 않도록 한다.

리버스 크런치

운동 난이도 중급이다. 복직근 중 하부를 단련시키는 운동이다. 크런치와 반대되는 동작으로 상체를 들어 올리는 대신 다리를 들어올림으로써 하복부를 강화할 수 있다. 하복부에 힘을 이용해 골반을 가슴 쪽으로 최대한 수축시키도록 한다.

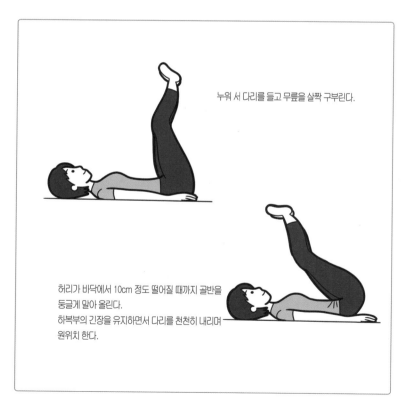

누워 서 다리를 들고 무릎을 살짝 구부린다.

허리가 바닥에서 10cm 정도 떨어질 때까지 골반을 둥글게 말아 올린다.
하복부의 긴장을 유지하면서 다리를 천천히 내리며 원위치 한다.

니푸시업

운동 부위는 가슴근력 운동에 해당된다. 여성들이 집에서도 쉽게 할 수 있는 운동이다. 여성 운동 초보자가 안전하면서도 효과적으로 상체 균형 조절능력과 협응능력을 향상시킬 수 있도록 도와준다. 어깨너비보다 약간 좁게 실시하면 상완삼두근의 발달에 효과적일 뿐 아니라 가슴근육에 다른 자극을 줄 수 있다.

무릎을 대고 엎드린 자세에서 양손을 어깨너비 두 배로 벌리고 발을 꼬아준다. 두 팔을 곧게 펴고 허리를 아치형으로 만들면서 가슴에 긴장을 준다.

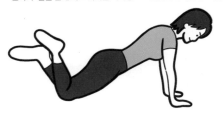

팔꿈치가 90도가 되도록 몸을 내린다.
겨드랑이에 힘을 주고 가슴을 모아주는 느낌으로 팔꿈치를 밀어주면서 몸을 위로 올린다.

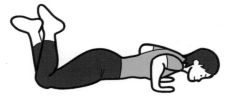

스쿼트 등운동

허리와 엉덩이를 중심으로 전신 후면의 근육을 자극하여 탄력적인 뒷모습을 만들어 주는 동작이다. 근육의 긴장감을 유지하며 반복횟수를 늘리면 유산소성 운동 효과까지 가미되어 일석이조의 효과를 볼 수 있다. 등 운동이나 다리 후면 운동을 실시한 다음 이 동작을 해주면 그 효과가 배가된다.

엎드린 자세에서 시선은 바닥을 보고 두 손과 두 발을 쭉 뻗는다.
호흡을 내뱉으며 오른팔과 왼쪽 다리를 위로 최대한 들어 올린다.
이때 허리와 엉덩이의 자극을 느끼며 실시한다. 원위치 한다.

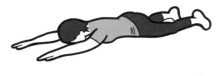

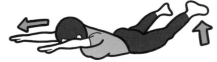

10초간 멈춘 후 호흡을 들이마시면서 올린 팔과 다리를 내린다.
왼팔과 오른쪽 다리를 위로 최대한 들어 올린다. 팔과 다리를 교차하며 반복 실시한다.
올린 팔과 다리를 내린다. 동작을 반복한다.

암워킹

암워킹은 팔 근육을 기를 수 있기 근력운동으로 혈당을 내려주는 근육을 키우고 팔뚝살 빼기는 물론 탄력까지 노릴 수 있는 장점이 있다. 약간의 유산소성이 있기 때문에 체지방 감소에도 도움이 되는 전신 운동이다.

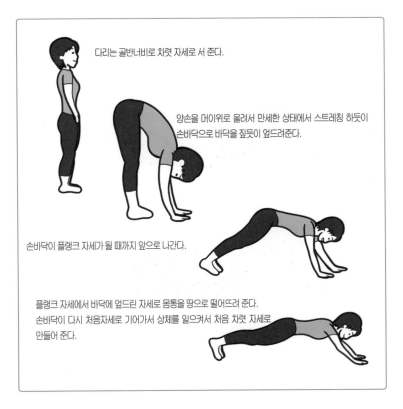

다리는 골반너비로 차렷 자세로 서 준다.

양손을 머리위로 올려서 만세한 상태에서 스트레칭 하듯이 손바닥으로 바닥을 짚듯이 엎드려준다.

손바닥이 플랭크 자세가 될 때까지 앞으로 나간다.

플랭크 자세에서 바닥에 엎드린 자세로 몸통을 땅으로 떨어뜨려 준다. 손바닥이 다시 처음자세로 기어가서 상체를 일으켜서 처음 차렷 자세로 만들어 준다.

브릿지

엉덩이 근육을 발달시켜 힙업에 효과적인 동작이다. 등 근육 발달에도 도움이 된다. 특히 요통이 있거나 장시간 책상에 앉아 있는 경우에 수시로 이 동작을 반복해주면 뭉친 허리 근육을 시원하게 풀 수 있다. 다리의 힘이 아니라 엉덩이의 힘으로 올린다는 느낌으로 실시한다.

천장을 바라보고 누운 상태에서 양팔은 펴서 손바닥을 바닥에 대고 무릎은 세워 A자가 되도록 한다.

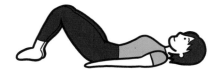

숨을 내쉬면서 골반을 위로 들어 올린다. 엉덩이에 긴장감 느끼면서 1~2초간 정지 자세를 취한다.

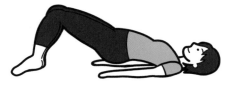

숨을 들이마시면서 골반을 바닥에 내린다. 동작을 3~5회 반복한다.

버피 테스트

당뇨에 좋은 운동으로 버피 테스트를 추천한다. 버피 테스트는 난이도
가 높지만 혈당을 빠르게 떨어뜨려 당뇨에 효과적인 운동이다. 버피 테
스트는 집에서도 쉽게 할 수 있고 여러 가지 응용 동작이 있다 난이도에
따라 슬로우 버피를 할 수 있는 버피 테스트를 한다.

버피테스트는 전신을 깨워주는 운동으로 15분 정도 하면 129kcal가 소모가 되는 높은 난이도의 운동이다. 5
가지 동작을 연속적으로 한다. 특별한 도구 없이 할 수 있는 운동으로 몸 전체의 강화하는 운동이며 유산소운
동으로 근력강화에 효과적인 운동이다.

1 허리를 곧게 펴고 선다.
2 상체를 숙이고 바닥에 양손을 짚는다.
3 양쪽 다리를 점프하듯 뒤로 쭉 뻗어 어깨와 발끝이 일직선이 되도록 한다.
4 다시 한 번에 다리를 앞으로 점프하여 당긴다.
5 처음 자세로 돌아간다. 동작을 반복한다.

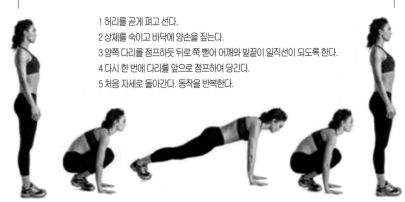

짧은 시간 안에 운동 효과를 극대화할 수 있는 유산소성 근력 운동이다. 원래 체력 테스트 목적으로 만들어진
운동이나 전신 집중 운동으로 새롭게 주목 받고 있다. 운동선수들의 체력 향상을 위한 필수 운동인 만큼 운동
강도도 높고, 또 그만큼 운동 효과도 크다.

런지

당뇨 운동을 하고 싶으면 맨몸 런지를 한다. 맨몸 런지는 당뇨에 좋은 허벅지 근육을 발달 시켜주는데 효과적인 운동이다. 당뇨 합병증을 줄여주고 혈당을 안정적으로 유지해주는 맨몸 런지를 한다. 맨몸 런지는 당뇨에 좋을 뿐 아니라 종아리 근육, 엉덩이 근육까지 발달 시켜준다.

런지는 사두근, 둔근, 오금줄, 종아리와 코어 근육의 근력을 강화할 수 있는 쉽고 효과적인 운동이다. 쉽게 따라 할 수 있으며 특별한 기구가 필요하지 않기 때문에 비교적 안전한 운동이다.

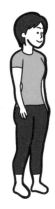

발을 골반 너비만큼 벌리고 선다. 어깨의 긴장을 풀고 어깨뼈가 골반 방향으로 편하게 늘어질 수 있도록 한다. 척추를 곧게 세우고 배에 힘을 주어서 이 자세를 유지한다.

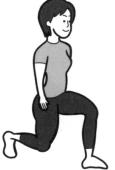

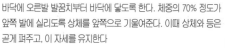

바닥에 오른발 발꿈치부터 바닥에 닿도록 한다. 체중의 70% 정도가 앞쪽 발에 실리도록 상체를 앞쪽으로 기울여준다. 이때 상체와 등을 곧게 펴주고, 이 자세를 유지한다

상체와 등을 곧게 유지하면서 오른쪽 허벅지가 바닥과 평행을 이룰 때까지 상체를 앞으로 이동한다.

마운틴 클라이머

마운틴 클라이머는 혈당을 낮추고 당뇨를 예방하는 효과를 가진 운동이
다. 마운틴 클라이머는 동작을 빠르게 할수록 혈당이 빨리 떨어진다. 초
보자는 최대한 천천히 자세를 정확하게 한 후 속도를 빠르게 하는 것이
좋다.

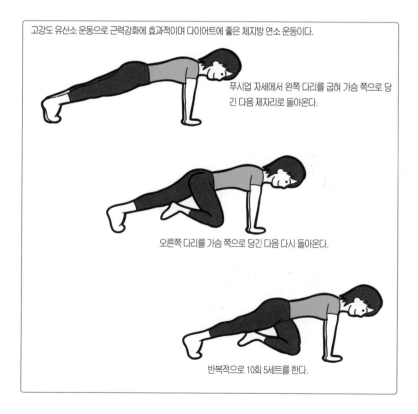

고강도 유산소 운동으로 근력강화에 효과적이며 다이어트에 좋은 체지방 연소 운동이다.

푸시업 자세에서 왼쪽 다리를 굽혀 가슴 쪽으로 당
긴 다음 제자리로 돌아온다.

오른쪽 다리를 가슴 쪽으로 당긴 다음 다시 돌아온다.

반복적으로 10회 5세트를 한다.

팔굽혀펴기

상체 근력 강화에 효과적인 운동이다. 무릎을 꿇거나 발끝으로 하는 등 자신의 체력 수준에 맞게 자세를 조절할 수 있다. 가슴, 어깨, 코어 근육을 강화하는 데 도움이 되는 운동이다. 팔꿈치를 90도로 구부리고 몸을 내리고 올리면 된다. 10~15회씩 3세트 정도 반복한다.

흔히 복근 운동의 대표주자로 알려져 있지만, 의외로 복근 단련에 효율성이 좋은 운동은 아니다. 복근보다도 허리나 하체, 팔 등에 들어가는 힘이 더 많기 때문. 한마디로 복근만이 아니라 온몸의 힘을 짜내는 운동이다.

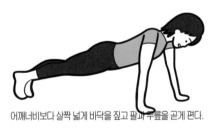

어깨너비보다 살짝 넓게 바닥을 짚고 팔과 무릎을 곧게 편다.

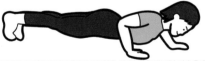

몸 전체가 곧게 펴지도록 복부에 힘을 준 채 팔을 구부려 가슴을 천천히 내린다.

팔굽혀펴기는 아무런 운동 기구 없이도, 장소에 제한을 받지 않고, 근력 운동을 막 시작한 초심자나, 여성, 심지어 중장년층도 별 부담없이 할 수가 있는 최고의 근력운동 중 하나이다.

플랭크

코어 근육 강화에 효과적인 운동이다. 처음에는 30초 정도 유지하고 점차 시간을 늘려나간다. 손바닥과 발끝을 바닥에 붙이고 몸을 일직선으로 유지한다. 30초~1분씩 3세트 정도 반복한다.

플랭크는 복근뿐만 아니라 몸 다른 부분 운동도 된다. 여러 부위 근육 운동을 동시에 할 수 있는 운동이다.

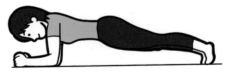

팔꿈치와 손을 바닥에 댄다. 이때, 어깨와 팔꿈치가 일직선 상태여야 한다. 그리고 팔뚝과 손목도 팔꿈치와 일직선 상태여야 한다. 위의 사진에서 볼 수 있듯이 팔은 직각 상태여야 한다.
발끝을 바닥에 대고 몸을 바닥에서 들어 올린다. 이때 등과 다리는 직선 형태여야 한다. 턱을 목 가까이로 당기 되 힘이 들어가서는 안된다.
20~30초 동안 이 자세를 유지한다.(이 자세를 유지하는 시간은 체력에 따라 조정하면 됨)

자전거 타기

실내 자전거를 이용하여 실내에서 하는 운동이다. 무릎에 부담이 적고
꾸준히 할 수 있는 운동이다. 20~30분 정도 꾸준히 탄다.

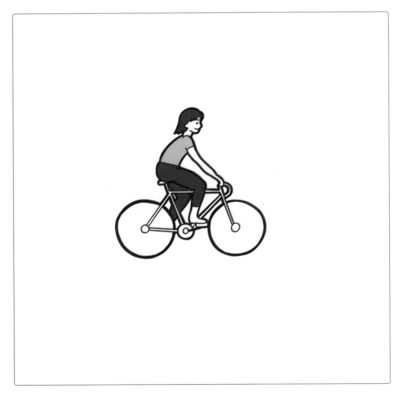

사이드 토탭

집이나 실내에서 하는 운동으로 당뇨운동에 최적화한 유산소 운동이다.
땀이 날 정도로 하는것이 좋다.

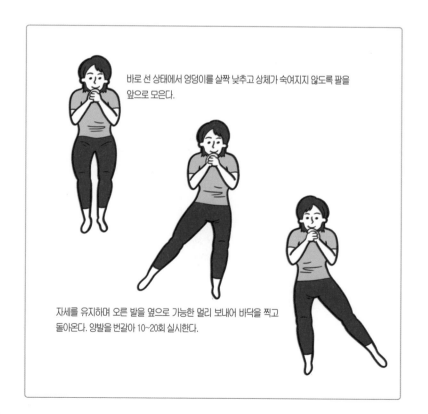

바로 선 상태에서 엉덩이를 살짝 낮추고 상체가 숙여지지 않도록 팔을 앞으로 모은다.

자세를 유지하며 오른 발을 옆으로 가능한 멀리 보내어 바닥을 찍고 돌아온다. 양발을 번갈아 10~20회 실시한다.

댄스

좋아하는 음악을 들으며 춤을 추는 것도 좋은 유산소 운동이다.
칼로리 소모량이 많고 스트레스 해소에도 도움이 된다. 20~30분 정도
즐겁게 좋아하는 춤을 추면 혈당을 쑥 내려준다.

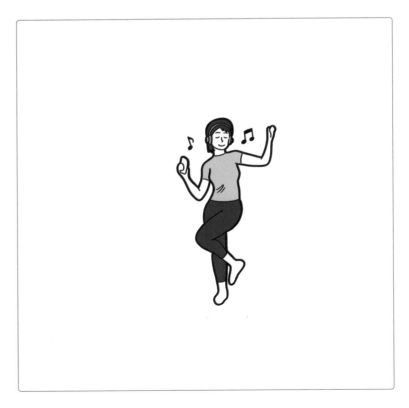

계단 오르기

집에 계단이 있다면 계단을 오르내리는 운동도 좋다.
하체 근육 강화와 체지방 감소에 효과적이다. 10~20분 정도 꾸준히 오
르내린다.

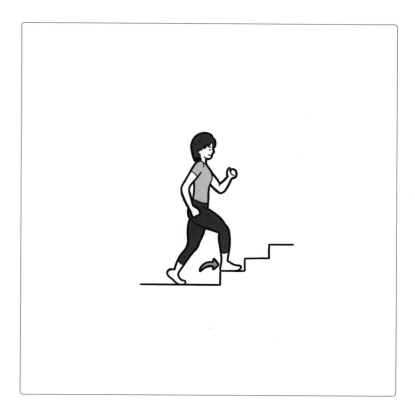

벽 시트

허벅지 근육을 강화하는 데 도움이 되는 운동으로 스쿼트 하기가 힘든 사람들을 위한 운동이다. 등을 벽에 붙이고 무릎을 구부리면서 앉아서 일정 시간 동안 유지한다.

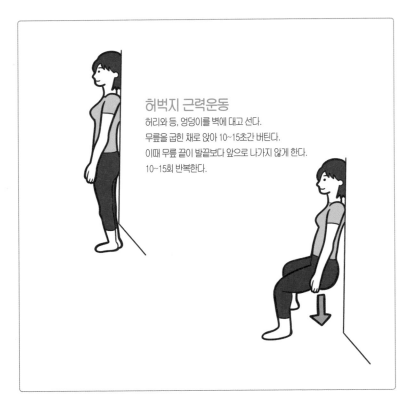

허벅지 근력운동

허리와 등, 엉덩이를 벽에 대고 선다.
무릎을 굽힌 채로 앉아 10~15초간 버틴다.
이때 무릎 끝이 발끝보다 앞으로 나가지 않게 한다.
10~15회 반복한다.

레그 레이즈

복부 근육을 강화하는 데 효과적인 운동이다. 당뇨병 비만으로 다이어
트 뱃살 빼는데도 효과적이다. 등을 바닥에 붙이고 다리를 일직선으로
펴고 올리고 내린다.

하복부를 단련하는 대표적인 운동이다. 다리를 들어올리는 근육의 힘을 이용하여 동작하는 운동이다.

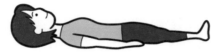

바닥에 눕는다.

다리를 들어올린 후 무릎을 살짝 구부린다. 골반을 가슴 쪽으로
말아 올린다.
저항을 느끼며 다시 원위치한다.
반복적으로 20회 3세트를 한다.

에어바이크

누구나 쉽게 따라할 수 있는 에어바이크는 효과적인 당뇨 운동이다. 무릎이 아프거나 허리 부상이 있는 경우 바닥에 누워서 자전거 페달을 밟듯이 다리를 움직이기만 하면 된다. 에어바이크는 집에서 할 수 있는 당뇨 운동이고 다이어트에도 아주 좋다.

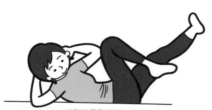

바닥에 등을 대고 누워 양손으로 가볍게 머리를 감싸준다.
오른쪽 상체를 비틀어 들어올림과 동시에 왼쪽 무릎을 당겨 올려준다.

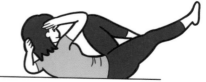

들어올린 오른쪽 상체와 왼쪽 무릎을 내리고, 왼쪽 상체를 비틀어
올리면서 오른쪽 무릎을 당겨 올린다.
반복적으로 20회 3세트를 한다.

당뇨인은 간식을 절대 먹으면 안 되나요?

당뇨인도 간식을 먹을 수 있다. 당뇨병이 있다고 간식을 전혀 못하는 것은 아니다. 그러나 간식도 하루의 식사계획에 포함되어야 하며 식사에서 부족되기 쉬운 영양소를 보충할 수 있는 것으로 선택하는 것이 중요하다.

주로 간식으로 섭취하는 과자, 떡, 케이크 등은 대부분 당질과 기름을 이용한 것이다. 같은 당질이라도 이들 식품의 당질들은 단순당이 많이 포함되어 있어 식사로 먹는 복합당질(현미밥, 호밀빵, 잡곡밥)보다는 흡수가 빠르고 과다섭취로 고혈당이 되기 쉽다. 그러므로 곡류군 간식(떡, 빵, 감자, 고구마, 옥수수 등)을 선택할 때는 설탕, 꿀, 물엿과 같은 단순당을 사용하지 않은 것으로 선택하며 곡류군으로 교환하여 섭취한다.

과일이나 우유는 비타민이나 무기질이 풍부할 뿐 아니라 식사계획에도 포함되어 있으므로 이러한 식품을 간식으로 이용하는 것이 가장 바람직하다. 본인에게 알맞은 간식량은 영양사의 교육을 받아 정해진 양을 지켜서 섭취하도록 한다.

Q & A
당뇨병에 대한 당신의 궁금증은 무엇입니까?

스트레스가 혈당과 관련이 있나요?

스트레스는 혈당과 관련이 있다. 심한 스트레스가 있으면 우리 몸에서 에피네프린이라는 호르몬이 분비되어 우리 몸의 혈당이 높아진다. 그러나 이것은 짧은 기간의 반응이어서 오래 지속되지는 않는다. 하지만 스트레스가 더 오래 지속되면 부신 피질 호르몬인 코르티솔이 나오며 이것은 인슐린의 작용을 방해하게 된다. 당뇨병이 발생할 가능성이 있는 사람에게 오랜 시간 스트레스가 가해지면 당뇨병이 발생할 수 있다.

Q&A
당뇨병에 대한 당신의 궁금증은 무엇입니까?